Gabi Fastner

50 Workouts gegen Bauchfett

Die besten Übungsreihen für einen flachen Bauch und eine starke Körpermitte

riva

Bibliografische Information der Deutschen Nationalbibliothek:
Die Deutsche Nationalbibliothek verzeichnet diese Publikation in der Deutschen Nationalbibliografie.
Detaillierte bibliografische Daten sind im Internet über http://dnb.d-nb.de abrufbar.

Für Fragen und Anregungen
info@m-vg.de

Wichtige Hinweise
Dieses Buch ist für Lernzwecke gedacht. Es stellt keinen Ersatz für eine individuelle medizinische Beratung dar und sollte auch nicht als solcher benutzt werden. Wenn Sie medizinischen Rat einholen wollen, konsultieren Sie bitte einen qualifizierten Arzt. Der Verlag und die Autorin haften für keine nachteiligen Auswirkungen, die in einem direkten oder indirekten Zusammenhang mit den Informationen stehen, die in diesem Buch enthalten sind.

Ausschließlich zum Zweck der besseren Lesbarkeit wurde auf eine genderspezifische Schreibweise sowie eine Mehrfachbezeichnung verzichtet. Alle personenbezogenen Bezeichnungen sind somit geschlechtsneutral zu verstehen.

Originalausgabe
4. Auflage 2026

Türkenstraße 89
80799 München
Tel.: 089 651285-0

Redaktion: Simone Fischer
Umschlaggestaltung: Manuela Amode
Umschlagabbildungen und Abbildungen im Innenteil: evoletics – ein Produkt der science on field GmbH
Layout: Meike Herzog, www.alpsee-design.de
Satz: Daniel Förster
Druck: Florjancic Tisk d.o.o., Slowenien
Printed in the EU

ISBN 978-3-7423-2207-4

Inhalt

Effektives Training gegen Bauchfett

1

Verabschieden Sie sich von Ihrem Bauchfett

Herzlich willkommen zu *50 Workouts gegen Bauchfett*. Dieses Buch ist ein umfassender Leitfaden für alle, die hartnäckiges Bauchfett verlieren und einen stärkeren Bauch sowie eine schlankere Taille erreichen möchten. Bauchfett ist nicht nur eine ästhetische Herausforderung, sondern auch ein Gesundheitsrisiko, das Probleme und Erkrankungen wie Herzkrankheiten und Diabetes verursachen kann.

In diesem Buch biete ich Ihnen eine Vielzahl von Workouts an, die speziell darauf ausgerichtet sind, das Bauchfett zu reduzieren und die Kernmuskulatur zu stärken. Egal, ob Sie ein kompletter Neuling im Fitnessbereich sind oder nach fortgeschrittenen Herausforderungen suchen, Sie werden in den 50 Workouts ganz einfach fündig werden. Ich habe die einzelnen Trainings jeweils einem Level von 1 bis 3 zugeordnet. 1 bedeutet leicht, 2 mittel und 3 fortgeschritten. Sie werden eine breite Palette von Übungen entdecken, darunter Kardiotraining, Kraftübungen, Yoga, Pilates und mehr, die alle darauf abzielen, Fett zu reduzieren und Ihren Bauch zu straffen und zu formen. Das Beste ist, die Workouts können zu Hause durchgeführt werden, ohne spezielle Ausrüstung.

Sehr gerne begleite ich Sie auf der Reise, Ihr Bauchfett zu bekämpfen, Ihre Fitness zu steigern und ein gesünderes Leben zu führen. Ich freue mich darauf, Sie auf diesem Weg zu unterstützen und Ihnen die Tools zu geben, um Ihre Ziele zu erreichen. Lassen Sie uns zusammen loslegen und Ihren Bauch flacher und stärker machen!

Was ist Bauchfett?

Bauchfett ist das Fettgewebe, das sich um unseren Bauch herum ansammelt und die inneren Organe umgibt. Nicht alle Fettarten im Körper sind gleich. Bauchfett kann in zwei Hauptkategorien unterteilt werden: Unterhautfett, das direkt unter der Haut liegt und sichtbar ist, und viszerales Fett, das sich um die inneren Organe im Bauchraum ansammelt.

Warum ist Bauchfett so gefährlich?

Das viszerale Bauchfett, also das Fett, das sich um die Organe einlagert, ist besonders problematisch, da es Entzündungen in Gang setzen und das Immunsystem schwächen kann, die das Risiko für verschiedene Gesundheitsprobleme erhöhen. Zu viel Bauchfett, insbesondere viszerales Fett, wird zum Beispiel mit einem erhöhten Risiko für Herzerkrankungen, Typ-2-Diabetes und Schlaganfällen in Verbindung gebracht.

So werden Sie Bauchfett am besten los

Die Reduzierung von Bauchfett ist deshalb wichtig, um die Gesundheit zu verbessern und das Risiko für chronische Krankheiten zu verringern. Eine gesunde Ernährung, wenig Stress, regelmäßige körperliche Aktivität und auch ausreichend Schlaf sind Schlüsselfaktoren, um Bauchfett zu reduzieren und ein gesundes Körpergewicht zu erreichen.

Ernährung

Natürlich ist unsere Ernährung wichtig, um Bauchfett loszuwerden. Im Folgenden finden Sie einige Ernährungstipps, die helfen können:

- **Essen Sie ballaststoffreiche Lebensmittel**: Ballaststoffe können Ihnen dabei helfen, sich länger satt zu fühlen und die Verdauung zu fördern. Wählen Sie dazu Vollkornprodukte, Gemüse, Obst, Hülsenfrüchte und Nüsse.
- **Reduzieren Sie zuckerhaltige Lebensmittel**: Vermeiden Sie zuckerhaltige Getränke, Süßigkeiten, Gebäck und verarbeitete Lebensmittel, da diese zu einer Gewichtszunahme und erhöhtem Bauchfett führen können.
- **Erhöhen Sie den Proteingehalt**: Proteine können Ihnen helfen, Muskeln aufzubauen und den Stoffwechsel zu steigern. Essen Sie mageres Fleisch, Fisch, Eier, Hülsenfrüchte und Milchprodukte.
- **Wählen Sie gesunde Fette**: Entscheiden Sie sich für ungesättigte Fettsäuren, wie sie in Avocados, Nüssen, Samen und Olivenöl vorkommen. Diese Fette können helfen, den Appetit zu kontrollieren und die Fettverbrennung zu fördern.
- **Begrenzen Sie den Alkoholkonsum**: Alkoholische Getränke enthalten viele leere Kalorien und können zu einer Ansammlung von Bauchfett führen. Zusätzlich wird das Hungergefühl angeregt. Reduzieren Sie deshalb Ihren Alkoholkonsum.
- **Essen Sie in Maßen und achten Sie auf die Portionsgrößen**: Vermeiden Sie übermäßiges Essen und achten Sie auf die Größe Ihrer Portionen. Hören Sie auf zu essen, wenn Sie sich angenehm satt fühlen, und vermeiden Sie übermäßiges Essen. Essen Sie deshalb langsam, das Sättigungsgefühl tritt nämlich erst nach circa 20 Minuten ein.
- **Geben Sie Ihrem Körper sogenannte »Esspausen«**: Das bedeutet, dass Sie circa vier Stunden zwischen den Mahlzeiten vergehen lassen sollten.
- **Trinken Sie ausreichend Wasser**: Sie können auch zu leichten Saftschorlen, Kräutertees oder anderen Tees greifen. Doch Vorsicht, manchmal verwechselt man Durst mit Hunger.

Tipp: Vor dem Essen ein Glas Wasser trinken!

Reduzierung von Stress

Die Stressreduzierung ist von großer Bedeutung, wenn Sie Bauchfett abbauen möchten. Chronischer Stress führt zur übermäßigen Freisetzung des Stresshormons Cortisol, einem Hormon, das die Einlagerung von Fett im Bauchbereich begünstigt, wenn in einem zu langen Zeitraum zu viel davon produziert wird. Stress kann außerdem Heißhungerattacken und somit eine erhöhte Kalorienaufnahme zur Folge haben.

Stress beeinflusst auch Ihre Schlafqualität, und schlechter Schlaf steht in engem Zusammenhang mit Gewichtszunahme und einer vermehrten Fetteinlagerung.

Durch die Anwendung von Stressbewältigungstechniken wie zum Beispiel Yoga, Stretching oder regelmäßiger körperlicher Aktivität können Sie Ihr Cortisolniveau senken und somit den Abnehmprozess unterstützen und damit Ihr allgemeines Wohlbefinden steigern.

Nehmen Sie sich im Alltag immer mal wieder kleine Auszeiten. Hier einige Anregungen:

Schließen Sie die Augen und legen Sie Ihre Hände auf die Augen. Warten Sie so lange, bis sich der Hintergrund, den Sie mit geschlossenen Augen »sehen«, völlig schwarz färbt. So entspannen Sie Ihre Augen und damit auch Ihren Nacken.

Arbeiten Sie am Bildschirm? Dann versuchen Sie, alle 20 Minuten für 20 Sekunden in die Ferne zu schauen. Am besten suchen Sie sich Bäume, eine Wiese oder etwas anderes in der Natur aus, denn die Farbe Grün entspannt.

Nehmen Sie sich Zeit für sich. Lesen Sie ein Buch, genießen Sie ein heißes Bad, einen kurzen Spaziergang (übrigens, gehen Sie vor dem Zubettgehen gerne noch eine kleine Runde spazieren, das lässt Sie gut schlafen).

Konzentrieren Sie sich ein paar Minuten auf Ihre Atmung. Atmen Sie etwas länger aus als ein, das kann den Blutdruck und den Puls senken. Diese bewusste Atmung funktioniert auch wunderbar beim Spazierengehen. So können Sie zum Beispiel drei Schritte lang durch die Nase einatmen und dann fünf Schritte lang durch den Mund wieder ausatmen.

Das richtige Training

Das richtige Training zur Reduzierung von gefährlichem Bauchfett erfordert eine abwechslungsreiche Herangehensweise. Eine Kombination aus Ausdauer, Krafttraining, Dehnung und Entspannung ist hierbei entscheidend.

Ausdauertraining fördert die allgemeine Fettverbrennung, während Krafttraining die Muskulatur aufbaut und dadurch den Grundumsatz erhöht. Übungen zur Stabilisation und Aufrichtung stärken den Beckenboden, die tiefe Bauch- und Rückenmuskulatur, und verbessern die Haltung, straffen also damit auch ganz automatisch die Bauchdecke.

Durch die Integration dieser Trainingselemente, der richtigen Ernährung und den zusätzlichen Stressbewältigungsstrategien in Ihren Alltag schaffen Sie die besten Voraussetzungen, um Bauchfett erfolgreich und auf Dauer zu reduzieren und Ihre Gesundheit zu fördern.

Für ein ausgewogenes und effektives Programm sollten Sie das Training wie folgt in Ihre Woche integrieren:

- **Ausdauertraining**: Drei- bis viermal pro Woche, jeweils 15–45 Minuten. Einmal pro Woche sollten Sie sich hier etwas fordern und Ihre Komfortzone verlassen.
- **Krafttraining:** Zwei- bis dreimal pro Woche, jeweils 10–30 Minuten.
- **Dehnung und Entspannung**: Ein- bis zweimal pro Woche, jeweils 10–30 Minuten.
- **Bewegung im Alltag:** Bewegen Sie sich zusätzlich im Alltag so viel wie möglich.

Um Ihren Alltag möglichst bewegt zu gestalten, hier ein paar Vorschläge:

- Fahren Sie mit dem Rad oder gehen Sie zu Fuß, anstatt das Auto zu nehmen, das verbraucht Energie und verbrennt Fett.
- Stellen Sie sich ab und zu auf ein Bein, bringen Sie sich aus der Balance, zum Beispiel beim Zähneputzen. Das trainiert Ihre tief liegende Rumpfmuskulatur.
- Denken Sie zwischendurch immer wieder an Ihre Haltung, das strafft den Bauch.
- Aktivieren Sie Ihre Bauchmuskeln immer mal wieder zwischendurch im Sitzen, Liegen oder Stehen, indem Sie den Bauchnabel sanft nach innen ziehen und dies zwei bis drei Atemzüge lang halten.

Suchen Sie sich aus den 50 Workouts das Training heraus, worauf Sie gerade Lust haben und was heute in Ihr Zeitfenster passt. Machen Sie immer so mit, wie Sie sich wohl fühlen, Pausen sind erlaubt!

Worauf warten Sie noch? Legen Sie los! Viel Erfolg!

Der Aufbau der Workouts

Die 50 Workouts in diesem Buch sind sorgfältig von leicht bis schwer geordnet. So können Sie schrittweise Ihre Fitness steigern und sich kontinuierlich neuen Herausforderungen stellen. Egal, ob Sie erst anfangen oder fortgeschritten sind, diese strukturierte Herangehensweise hilft Ihnen, sicher und effektiv das gefährliche Bauchfett zu reduzieren.

Der Aufbau der Workouts erfolgt immer nach diesem Schema:

- **Thema:** Am Anfang steht das Thema, der Inhalt des Workouts.
- **Dauer:** Die Dauer des Workouts kann natürlich nur ungefähr angegeben werden, da sie je nach Tempo der Übungsausführung und Pausengestaltung variiert.
- **Schwierigkeitsgrad:** Diese Zahl gibt einen Hinweis auf das Schwierigkeitslevel des Workouts. 1 bedeutet leicht, 2 bedeutet mittel und 3 bedeutet schwer.
- **Übungstabelle:** Jedes Workout enthält der Übersichtlichkeit halber eine Tabelle mit sämtlichen Übungen inklusive der Angaben, wie viele Wiederholungen Sie pro Übung absolvieren sollten, wie oft hintereinander Sie die Übungen durchführen sollten (Sätze) und auf welcher Seite Sie die ausführliche Beschreibung der Übung finden.
- **Illustrationen der Workouts:** Im Anschluss an die Übungstabelle finden Sie die einzelnen Übungen des Workouts noch einmal bebildert.

Hier ein Beispiel für eine Übungstabelle:

	Übungen	Wiederholungen/ Belastungszeit	Sätze	Seite
1	Knie zu Ellbogen	1 Min.	3	117
2	Armschwünge	2 Min.	3	116
3	Brustöffner	1 Min.	1	136
4	Beinschwingen in Seitenlage	10–15 Wdh. pro Seite	1	135
5	Brücke	10–12 Wdh. pro Seite	2	135
6	Plank-Variation	8–10 Wdh. pro Seite	2	129

- **Übungen:** Die Übungsausführungen sind im letzten Kapitel des Buches beschrieben.
- **Wiederholungen/Belastungszeit:** Dies ist natürlich nur eine ungefähre Angabe, die Sie individuell variieren können.
- **Sätze:** Sätze bezeichnen die Durchgänge der einzelnen Übungen. Sind mehrere Sätze bei einer Übung gefordert, dann machen Sie zwischen den einzelnen Durchgängen circa 30 Sekunden Pause. Zum Beispiel: Übung 20 Wiederholungen – 30 Sekunden Pause – Übung 20 Wiederholungen.
- Ist nach einer Übung eine Pause mit Bewegung angesagt, dann führen Sie die Übung durch, dann sofort die bewegte Pause, dann wieder die zum Beispiel zweite Wiederholung der Übung, dann die Pause und so weiter.
- **Seite:** Am Ende des Buches finden Sie auf der angegebenen Seite die Übungsausführungen genau beschrieben. Lesen Sie sich diese gewissenhaft durch, bevor Sie mit dem Training beginnen, dann können Sie danach flüssig und ohne lange Pausen Ihr Workout genießen.
- Bei einigen Workouts beachten Sie bitte die Hinweise unter den Tabellen!

Die Workouts

2

1 Leichtes Herz-Kreislauf-Training für Anfänger

1 2 3

Dauer: 18 Minuten

	Übungen	Wiederholungen/ Belastungszeit	Sätze	Seite
1	Armschwünge	2 Min.	3	116
2	Gehen am Platz	2 Min.	3	120
3	Knie heben	1 Min.	3	118
4	Knie zu Ellbogen	1 Min.	3	117

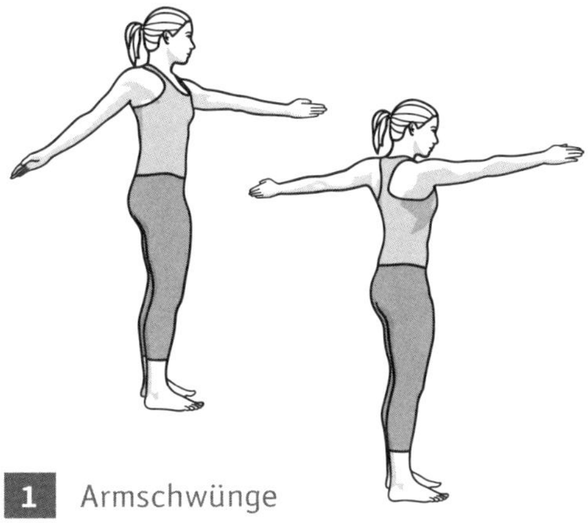

1 Armschwünge

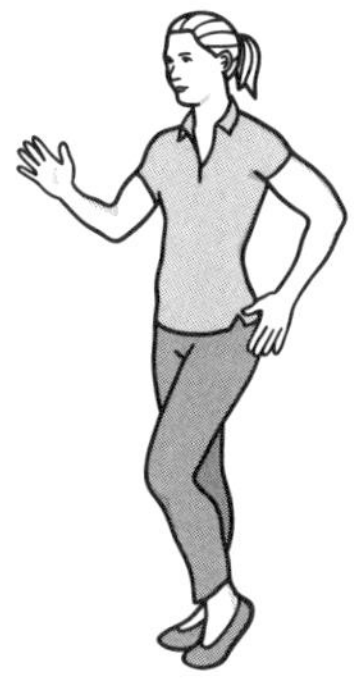

2 Gehen am Platz

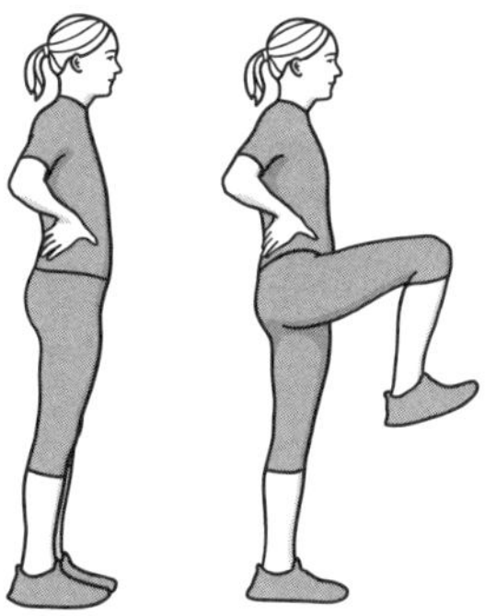

3 Knie heben

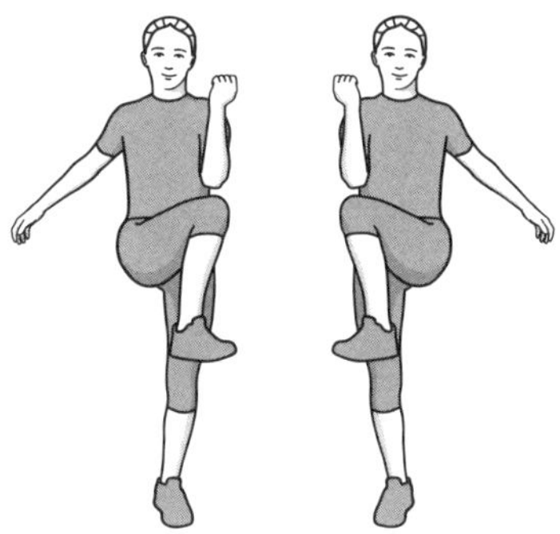

4 Knie zu Ellbogen

2 Stretching zur Entspannung und Flexibilität

1 2 3

Dauer: 10 Minuten

	Übungen	Wiederholungen/ Belastungszeit	Sätze	Seite
1	Seitstretch im Stehen	je 1 Min. pro Seite	1	139
2	Brustöffner	1 Min.	1	136
3	Katze-Kuh im Stehen	1 Min.	1	119
4	Rotation im Ausfallschritt	je 1 Min. pro Seite	1	119
5	Bauchstretch	je 1 Min. pro Seite	1	136
6	Nackendehnung im Stehen	je 1 Min. pro Seite	1	138

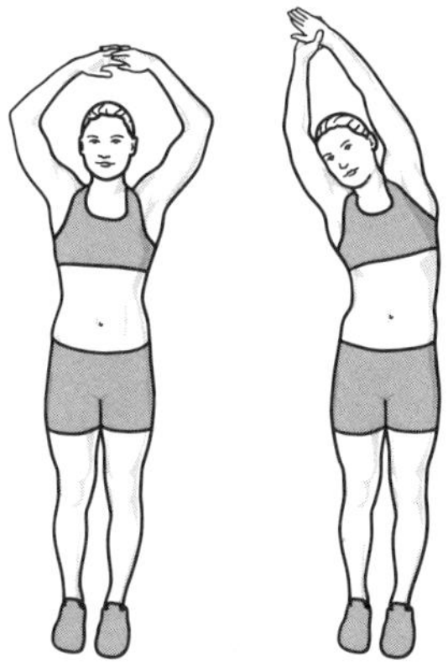

1 Seitstretch im Stehen

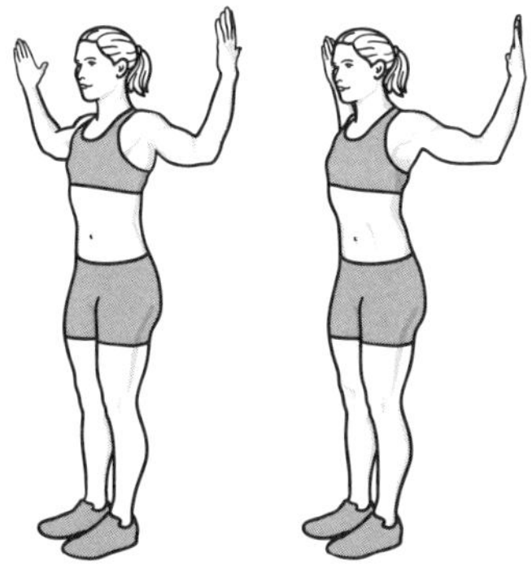

2 Brustöffner

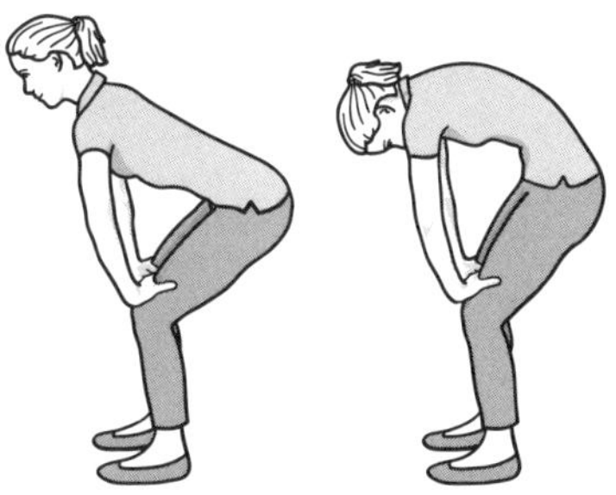

3 Katze-Kuh im Stehen

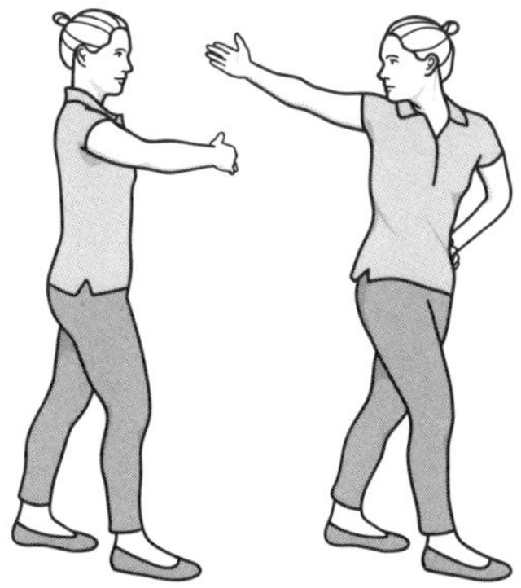

4 Rotation im Ausfallschritt

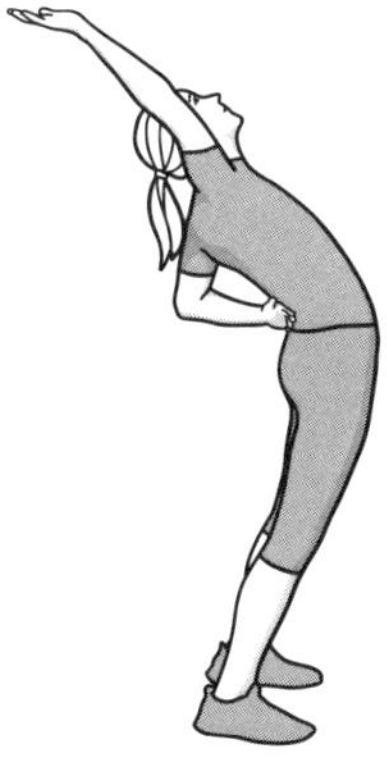

5 Bauchstretch

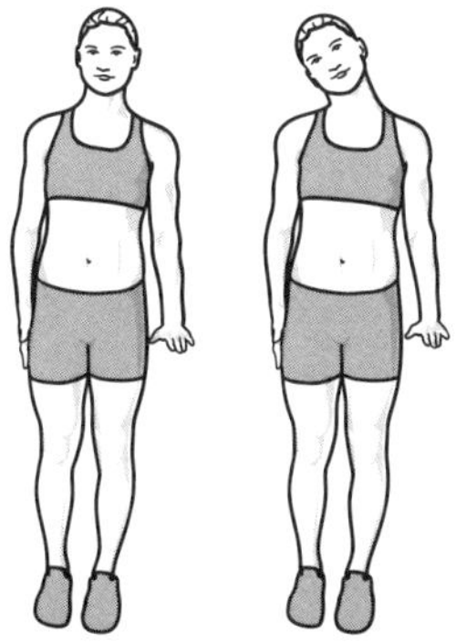

6 Nackendehnung im Stehen

3 Schnelles Gehen zur Kalorienverbrennung

1 2 3

Dauer: 22 Minuten

	Übungen	Wiederholungen/ Belastungszeit	Sätze	Seite
1	Fußwippe	2 Min.	1	116
2	Knie zu Ellbogen	2 Min.	1	117
3	Armschwünge beidarmig	1 Min.	8	116
4	Gehen am Platz	1 Min.	8	120
5	Dehnung Beinrückseite	je 1 Min. pro Seite	1	136

Hinweis: Starten Sie nach den beiden Aufwärmübungen mit beidarmigen Armschwüngen 1 Minute, dann Gehen am Platz 1 Minute und wiederholen Sie diese Abfolge 8-mal, danach folgt die Dehnung.

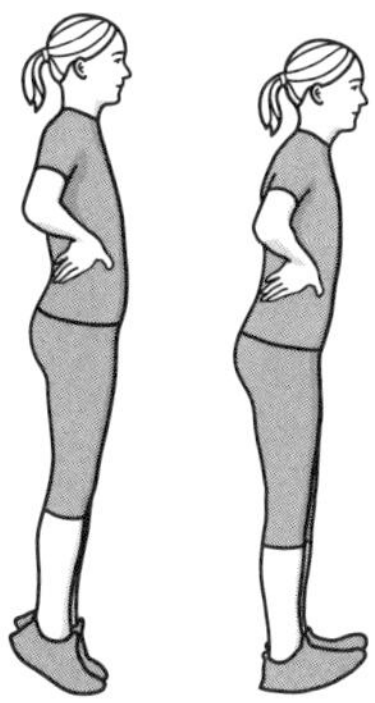

1 Fußwippe

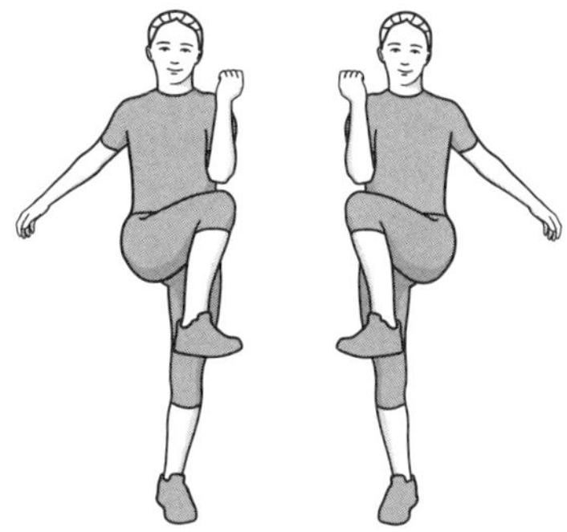

2 Knie zu Ellbogen

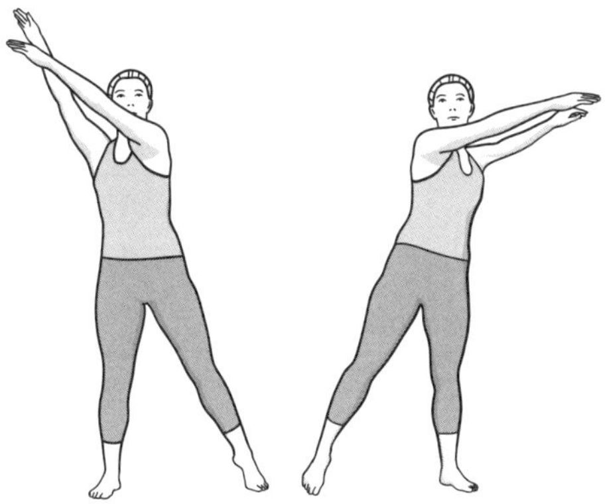

3 Armschwünge beidarmig

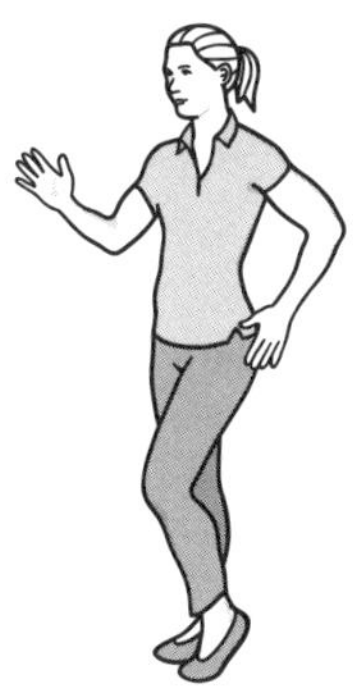

4 Gehen am Platz

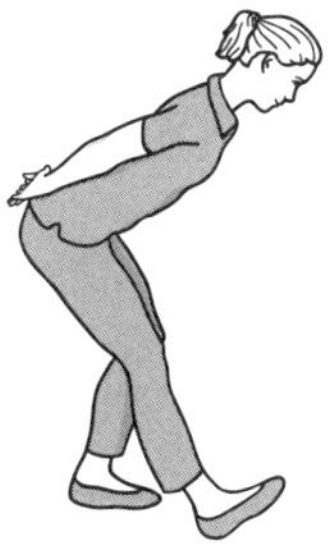

5 Dehnung Beinrückseite

4 Dynamisches Aufwärmen für den gesamten Körper

1 2 3

Dauer: 5–10 Minuten

	Übungen	Wiederholungen/ Belastungszeit	Sätze	Seite
1	Armschwünge	1 Min.	1–2	116
2	Armschwünge beidarmig	1 Min.	1–2	116
3	Füße abrollen	1 Min.	1–2	120
4	Gehen am Platz	1 Min.	1–2	120
5	Räkeln	1 Min.	1–2	118

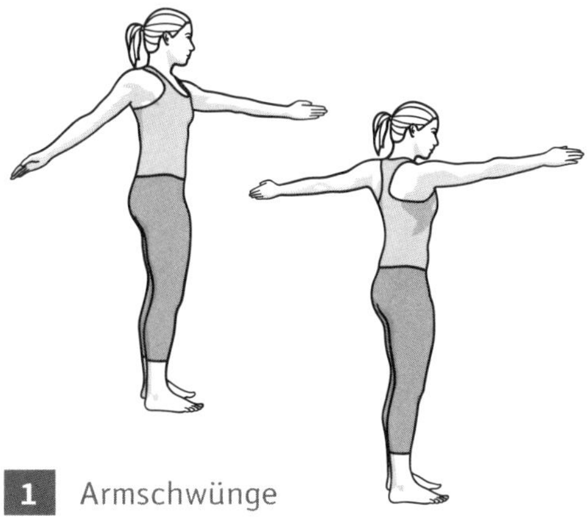

1 Armschwünge

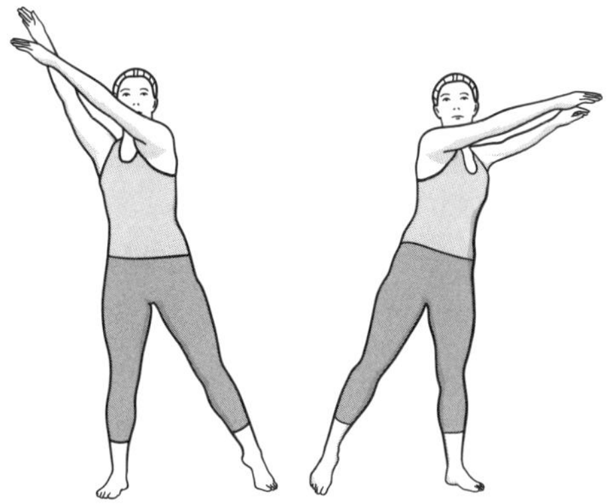

2 Armschwünge beidarmig

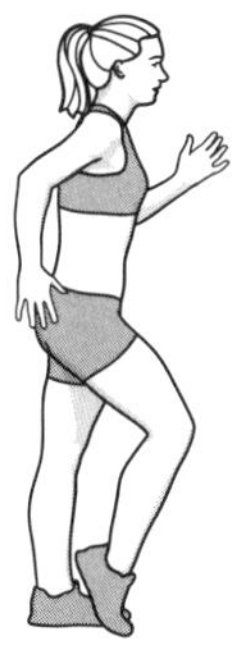

3 Füße abrollen

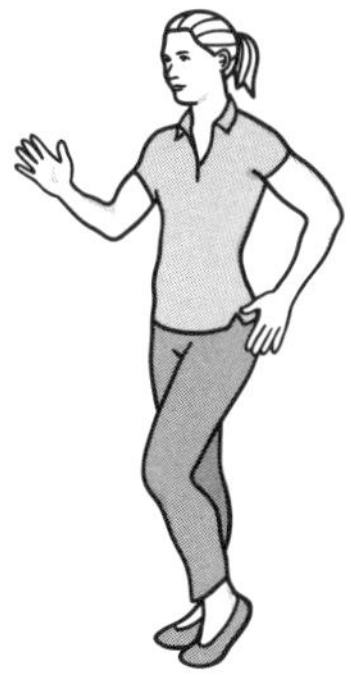

4 Gehen am Platz

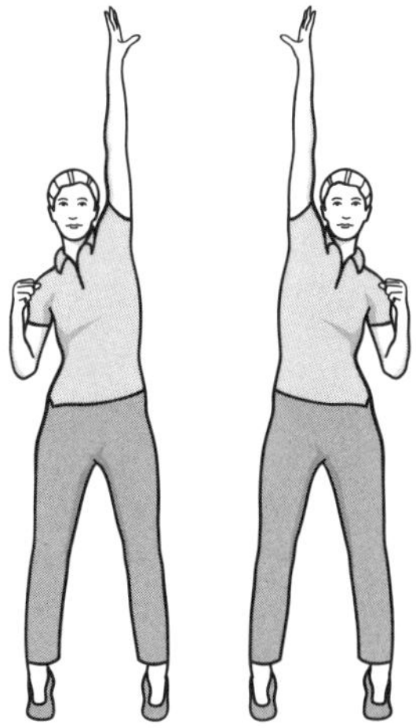

5 Räkeln

5 Leichtes Ganzkörpertraining für Anfänger

1 2 3

Dauer: circa 15 Minuten

	Übungen	Wiederholungen/ Belastungszeit	Sätze	Seite
1	Armschwünge	2 Min.	1	116
2	Knie zu Ellbogen	1 Min.	1	117
3	Bankstellung mit Armstrecken	je 10–15 Wdh. pro Seite	1	124
4	Seitstütz	je 30 Sek. pro Seite	1	131
5	Brücke	10–15 Wdh.	1	135
6	Schräge Bauchmuskulatur	je 8–10 Wdh. pro Seite	1	131
7	Hüftmobilisation	1 Min.	1	117
8	Frosch	1 Min.	1	137

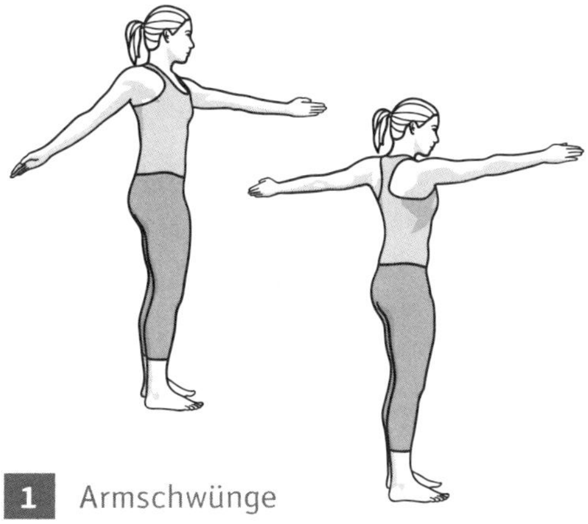

1 Armschwünge

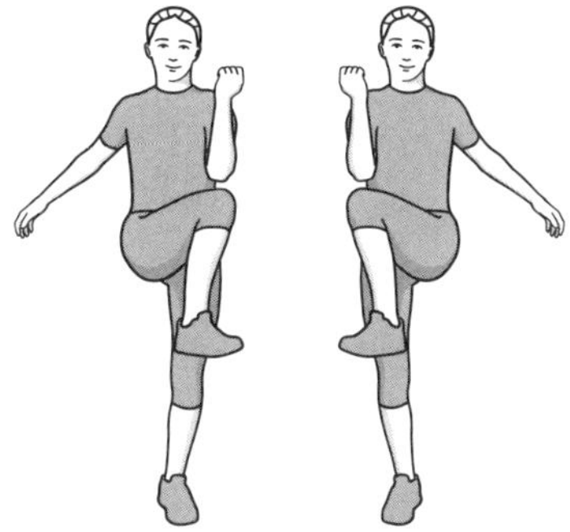

2 Knie zu Ellbogen

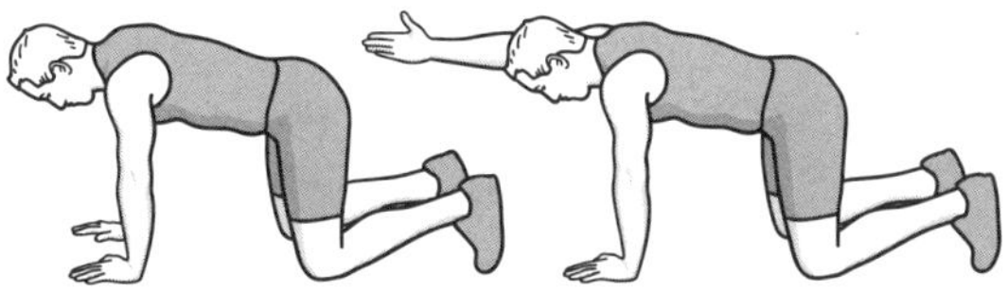

3 Bankstellung mit Armstrecken

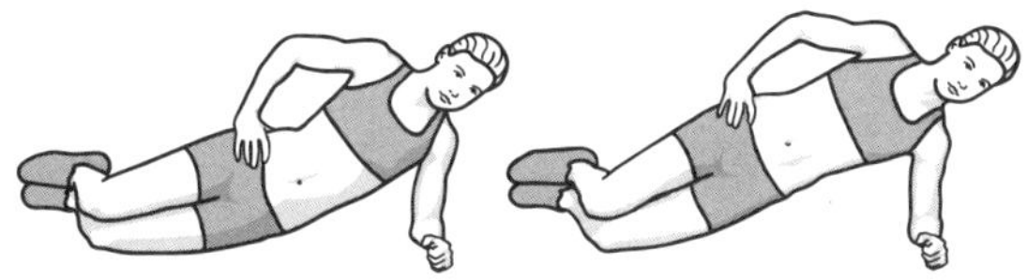

4 Seitstütz

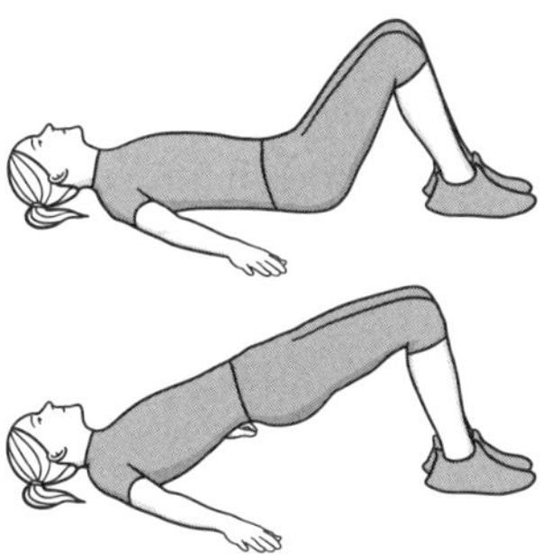

5 Brücke

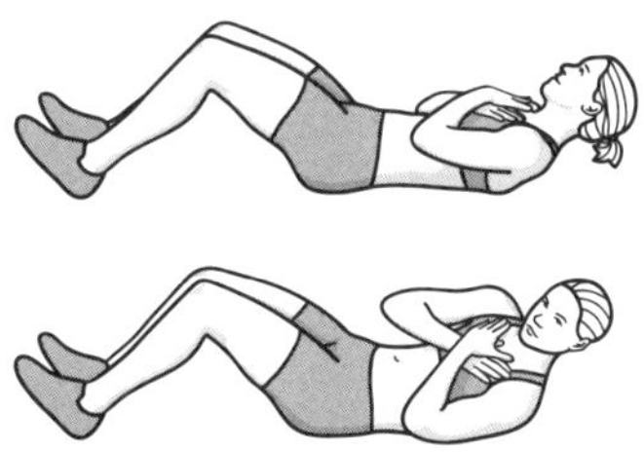

6 Schräge Bauchmuskulatur

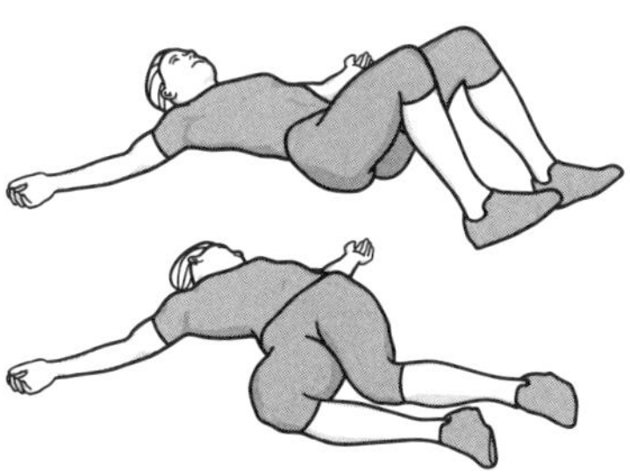

7 Hüftmobilisation

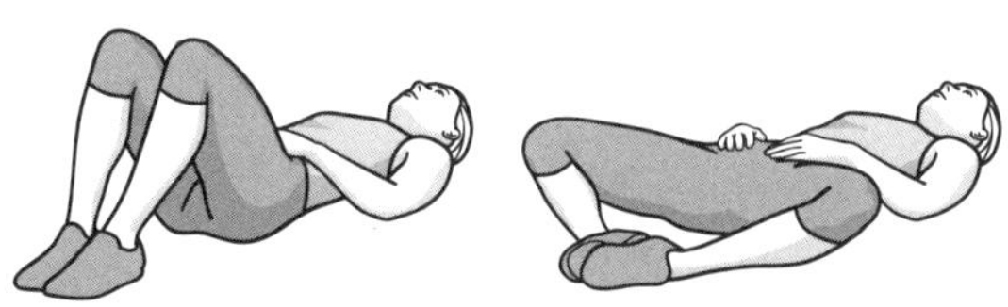

8 Frosch

6 Anfänger-Pilates für Bauch und Rücken

❶ ② ③

Dauer: circa 20 Minuten

	Übungen	Wiederholungen/ Belastungszeit	Sätze	Seite
1	Rücken rund gerade im Sitzen	10–15 Wdh.	1	119
2	Rotation im Sitzen	je 8–10 Wdh. pro Seite	1	129
3	Swimming	1 Min.	1	133
4	Armkreisen in Rückenlage	8–10 Wdh.	1	123
5	Beinschwingen in Seitenlage	je 10–15 Wdh. pro Seite	1	135
6	Bein rechtwinklig abkippen	je 10–15 Wdh. pro Seite	1	126
7	Entspannung rechts/links	je 1 Min. pro Seite	1	140
8	Frosch	1 Min.	1	137

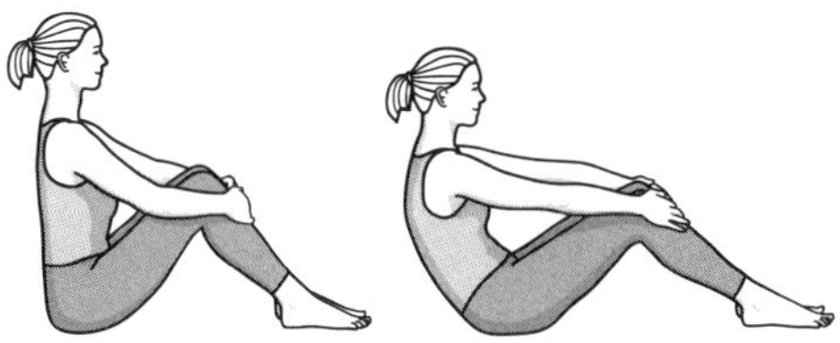

1 Rücken rund gerade im Sitzen

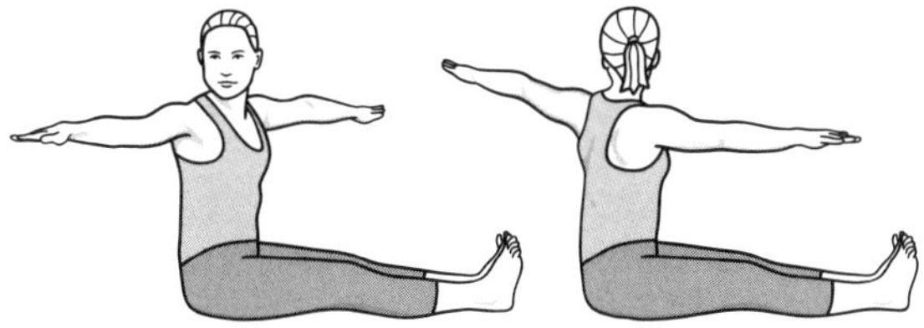

2 Rotation im Sitzen

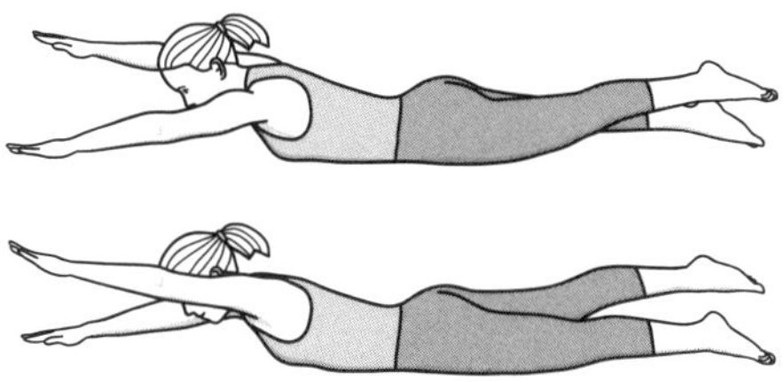

3 Swimming

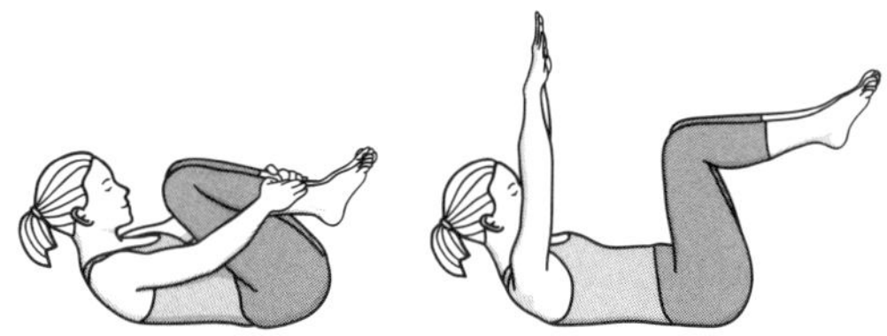

4 Armkreisen in Rückenlage

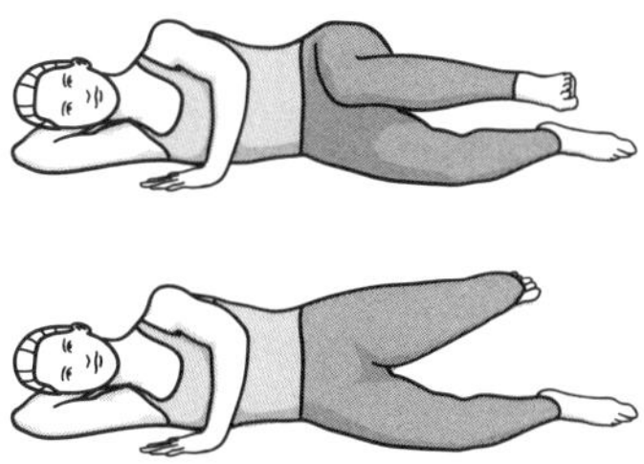

5 Beinschwingen in Seitenlage

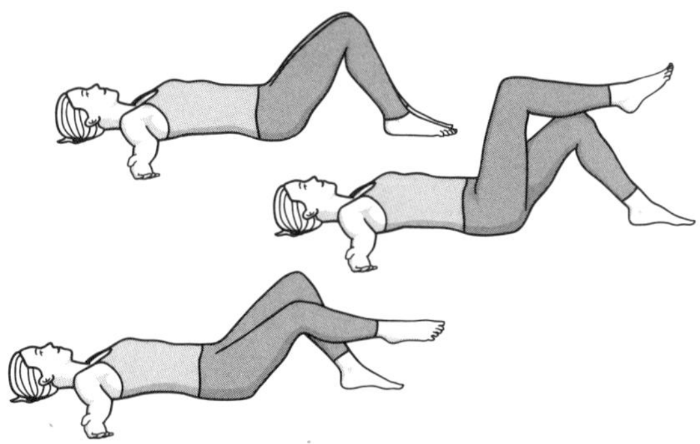

6 Bein rechtwinklig abkippen

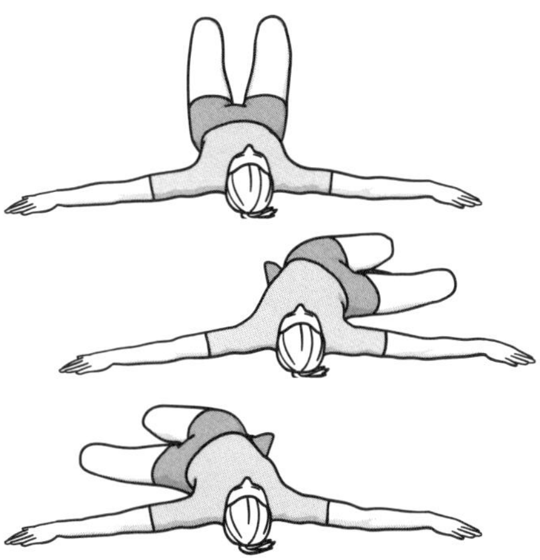

7 Entspannung rechts/links

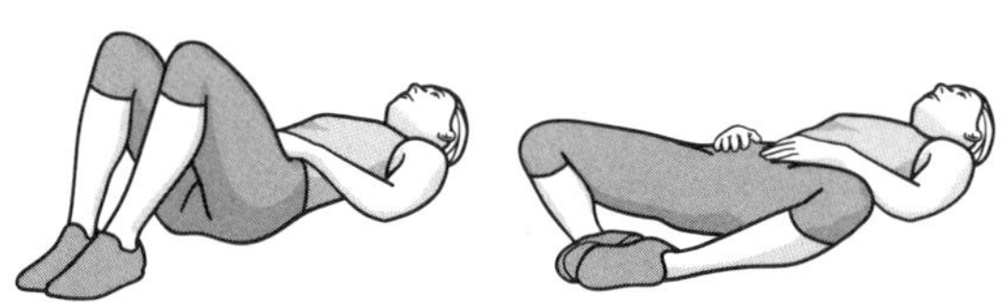

8 Frosch

7 Core-Cardio-Fusion – Kombination aus Bauchmuskeltraining und Kardio

❶ ② ③

Dauer: 22 Minuten

	Übungen	Wiederholungen/ Belastungszeit	Sätze	Seite
1	Fußwippe	1 Min.	1	116
2	Knie zu Ellbogen	1 Min.	1	117
3	Gehen am Platz	1 Min.	3	120
4	Schräge Bauchmuskulatur im Stehen	1 Min.	3	132
5	Gehen am Platz	1 Min.	3	120
6	Seitneigung im Stehen	1 Min.	3	132
7	Gehen am Platz	1 Min.	3	120
8	Einbeinstand	je 30 Sek. pro Seite	3	141
9	Räkeln	1 Min.	1	118
10	Dehnung Beinrückseite	je 1 Min. pro Seite	1	136

Hinweis: Starten Sie nach den beiden Aufwärmübungen mit Gehen am Platz 1 Minute, dann Schräge Bauchmuskulatur im Stehen 1 Minute, und wiederholen diese Abfolge 3-mal.

Anschließend führen Sie Gehen am Platz 1 Minute, Seitneigung im Stehen 1 Minute, Gehen am Platz 1 Minute und Einbeinstand 1 Minute durch und wiederholen diese Abfolge 3-mal.

Zum Abschluss folgen das Räkeln und Dehnen.

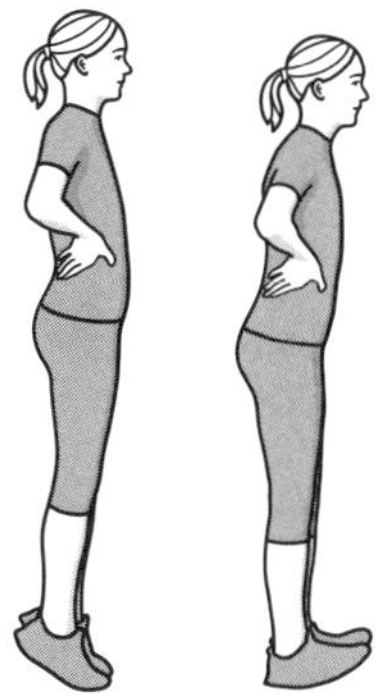

1 Fußwippe

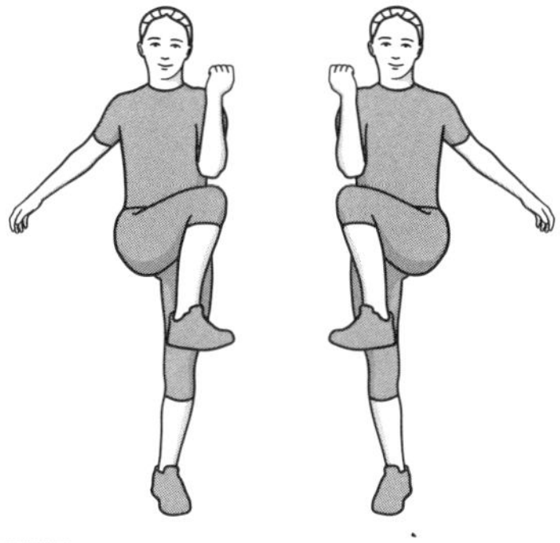

2 Knie zu Ellbogen

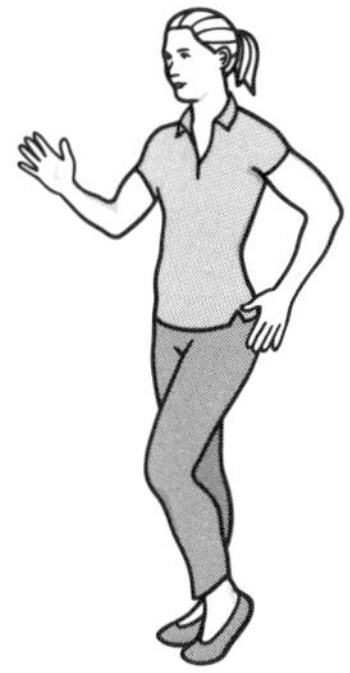

3 Gehen am Platz

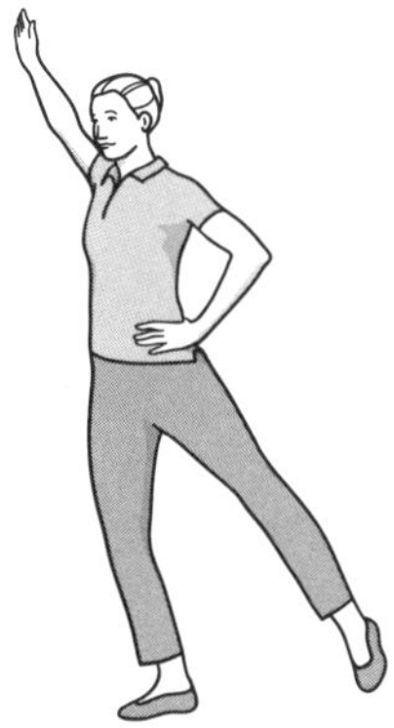

4 Schräge Bauchmuskulatur im Stehen

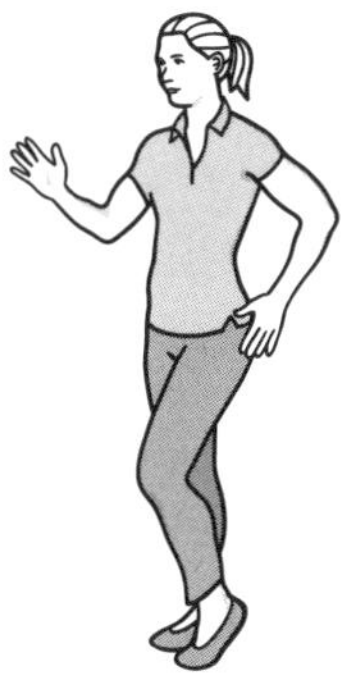

5 Gehen am Platz

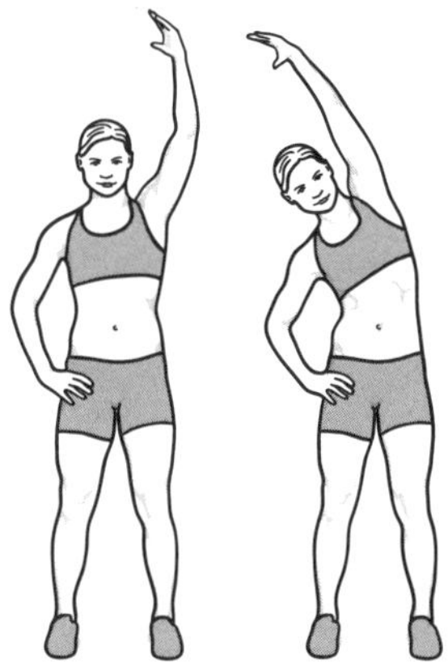

6 Seitneigung im Stehen

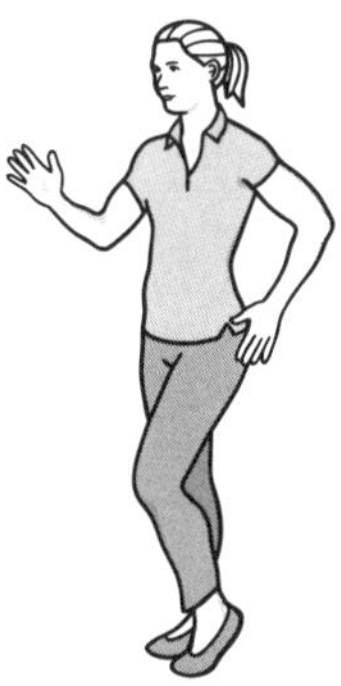

7 Gehen am Platz

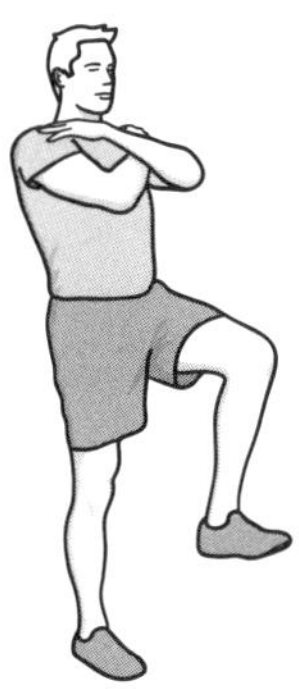

8 Einbeinstand

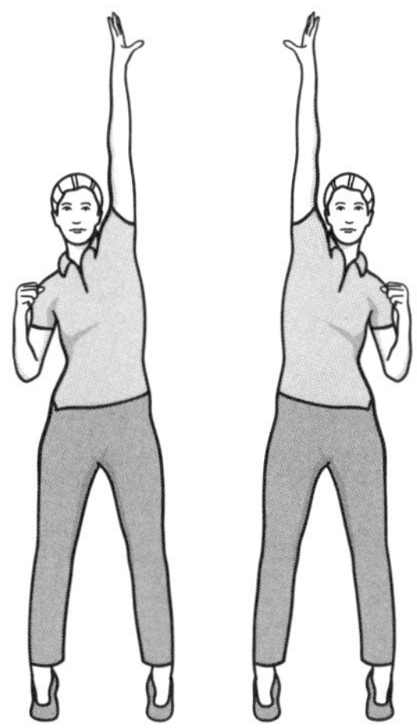

9 Räkeln

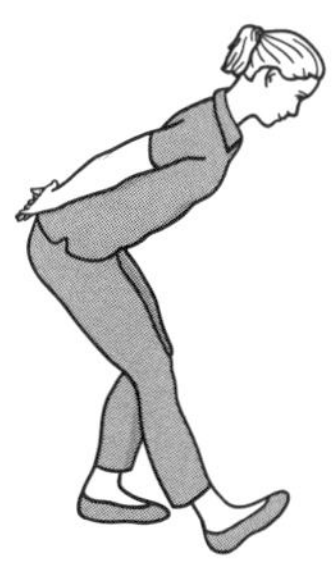

10 Dehnung Beinrückseite

8 Cardio-Circuit-Training – abwechslungsreiches Zirkeltraining für Anfänger

❶ ② ③

Dauer: 18 Minuten

	Übungen	Wiederholungen/ Belastungszeit	Sätze	Seite
1	Armschwünge beidarmig	1 Min.	1	116
2	Gehen am Platz	2 Min.	1	120
3	Schräge Bauchmuskulatur im Stehen	je 10–15 Wdh. pro Seite	2	132
4	Gehen am Platz	30 Sek.	2	120
5	Seitneigung im Stehen	je 10–15 Wdh. pro Seite	2	132
6	Gehen am Platz	30 Sek.	2	120
7	Einbeinstand	je 30 Sek. pro Seite	2	141
8	Seitstretch im Stehen	je 1 Min. pro Seite	1	139
9	Bauchstretch	je 1 Min. pro Seite	1	136

Hinweis: Starten Sie nach den beiden Aufwärmübungen mit Schräge Bauchmuskulatur im Stehen auf beiden Seiten, dann Gehen am Platz 30 Sekunden, dann Seitneigung im Stehen beide Seiten, gefolgt von Gehen am Platz 30 Sekunden und Einbeinstand je 30 Sekunden pro Seite und wiederholen diese Abfolge 2-mal. Anschließend folgen die beiden Stretchübungen.

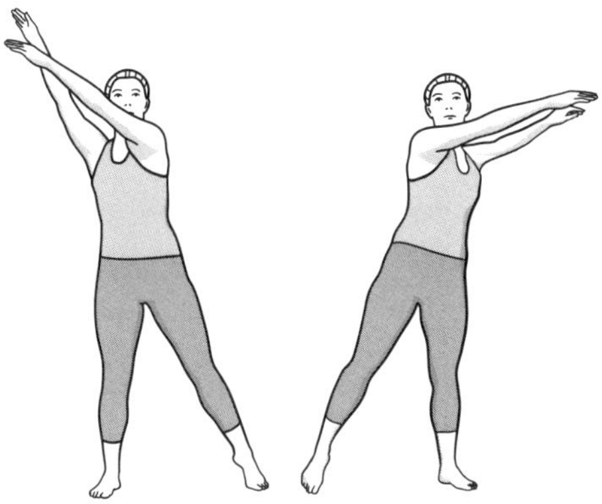

1 Armschwünge beidarmig

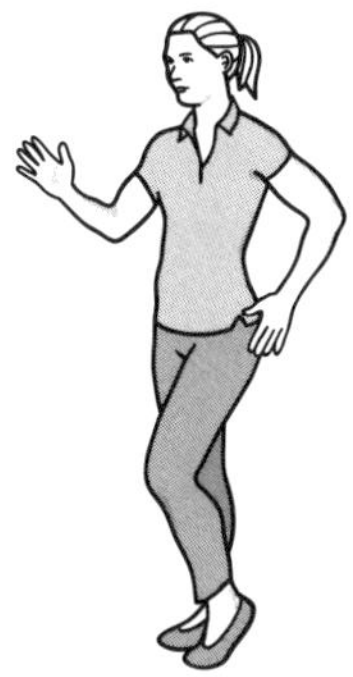

2 Gehen am Platz

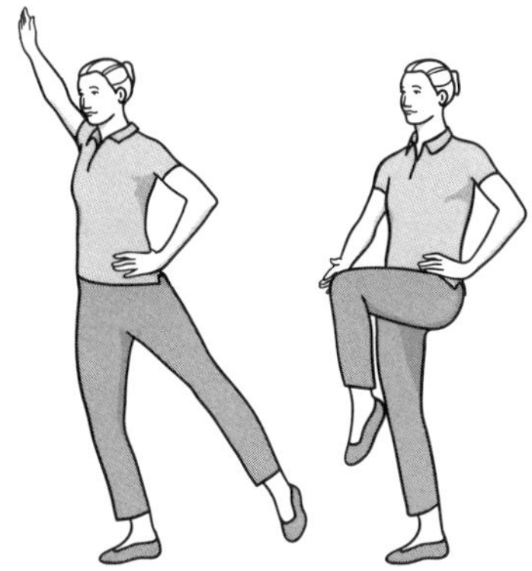

3 Schräge Bauchmuskulatur im Stehen

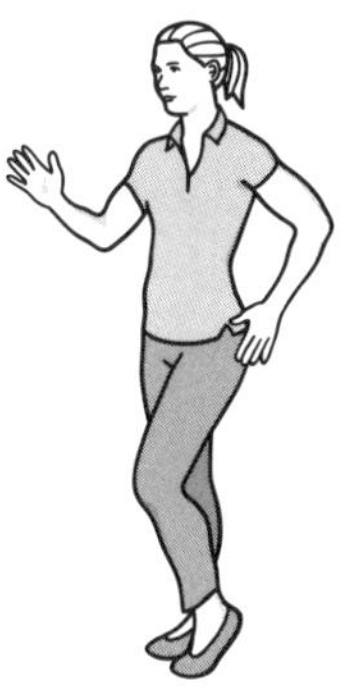

4 Gehen am Platz

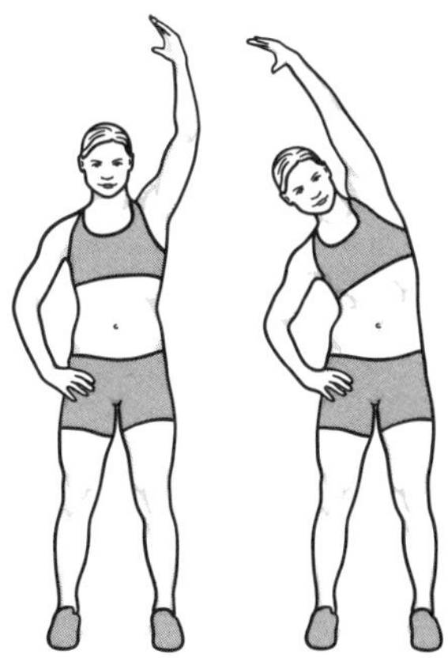

5 Seitneigung im Stehen

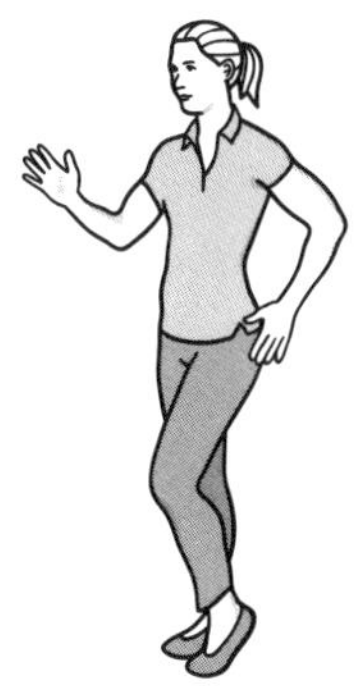

6 Gehen am Platz

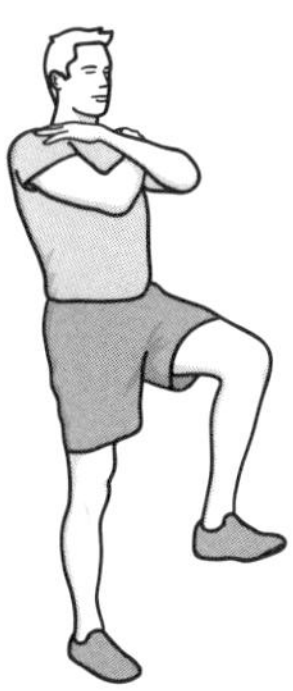

7 Einbeinstand

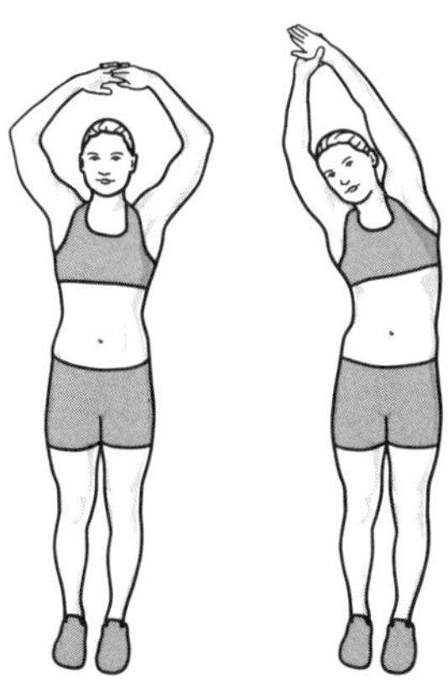

8 Seitstretch im Stehen

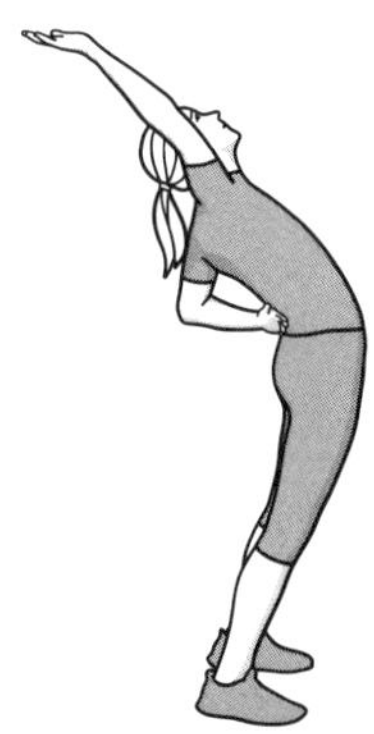

9 Bauchstretch

9 Bauch- und Rückenstabilisierung zur Stärkung des Rumpfes

1 2 3

Dauer: 15 Minuten

	Übungen	Wiederholungen/ Belastungszeit	Sätze	Seite
1	Räkeln	1 Min.	1	118
2	Einbeinstand	je 30 Sek. pro Seite	1	141
3	Katze–Kuh	10–15 Wdh.	1	117
4	Bankstellung Arm und Bein strecken	je 8–10 Wdh. pro Seite	1	124
5	Seitstütz	je 30 Sek. pro Seite	1	131
6	Brücke	15–20 Wdh.	1	135
7	Frosch	1 Min.	1	137

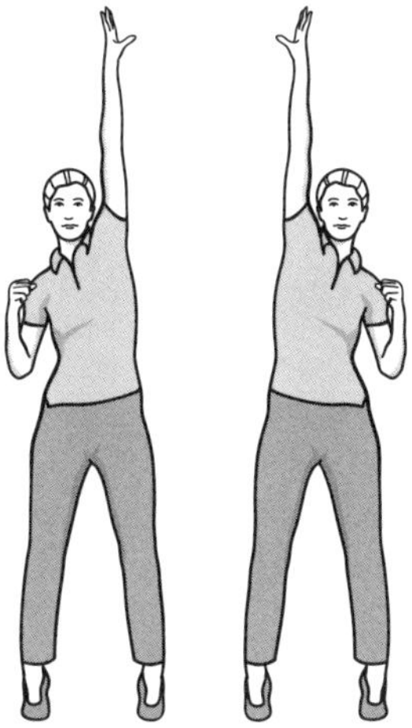

1 Räkeln

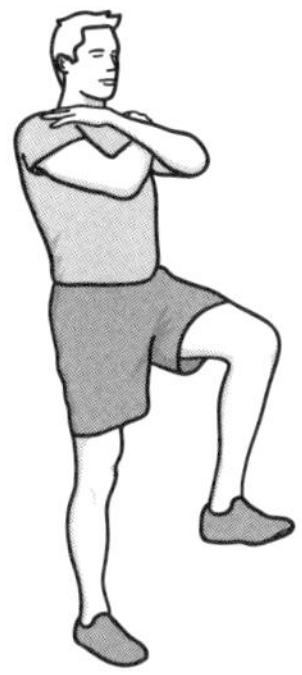

2 Einbeinstand

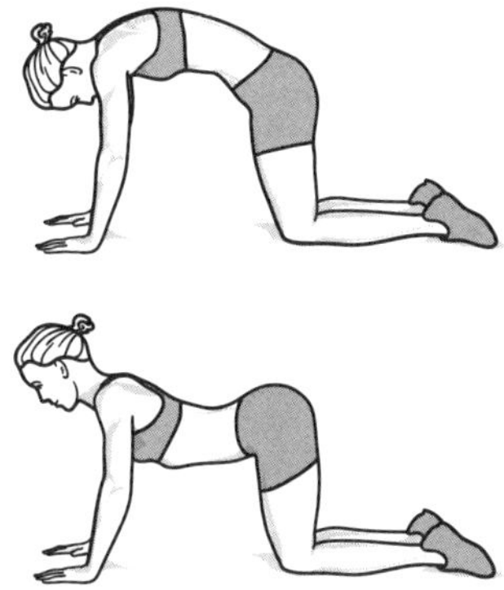

3 Katze–Kuh

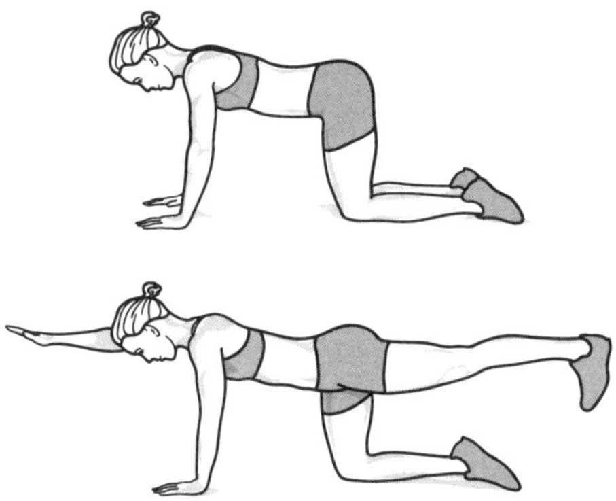

4 Bankstellung Arm und Bein strecken

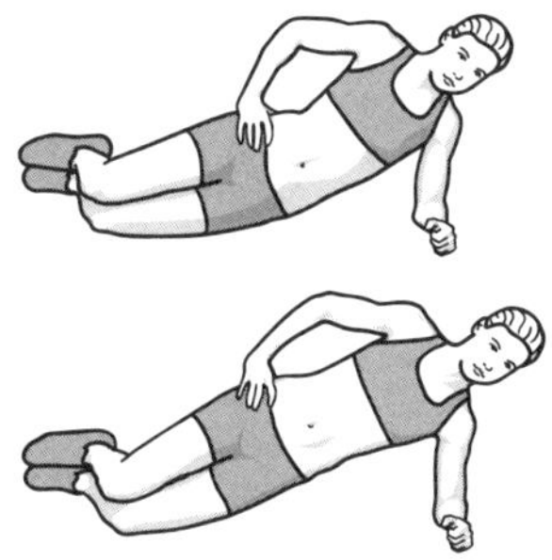

5 Seitstütz

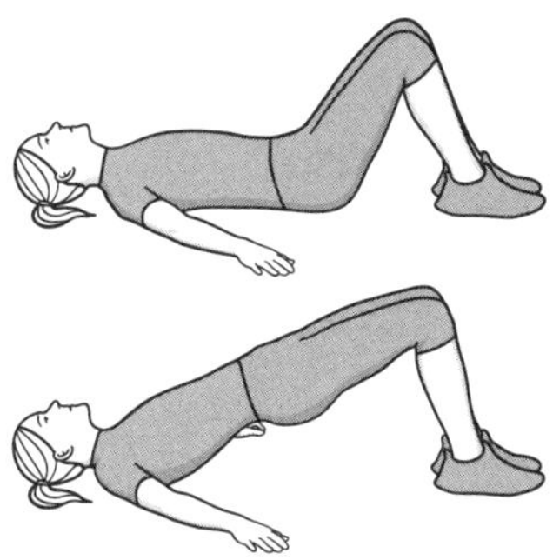

6 Brücke

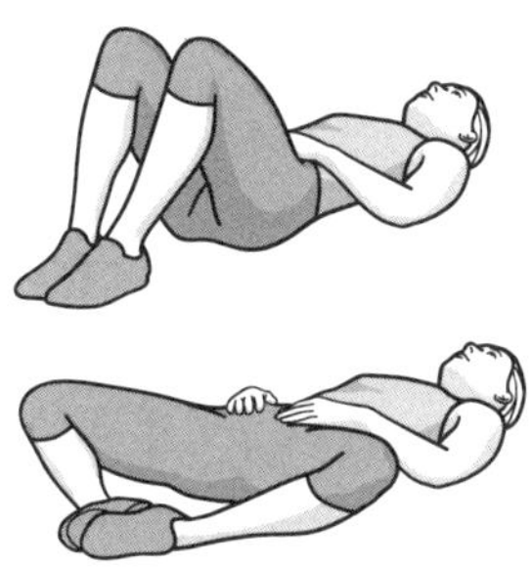

7 Frosch

10 Kardiopause – kurze Intervalle für Anfänger

1 2 3

Dauer: 12 Minuten

	Übungen	Wiederholungen/ Belastungszeit	Sätze	Seite
1	Räkeln	1 Min.	1	118
2	Knie zu Ellbogen	1 Min.	1	117
3	Armschwünge beidarmig	15 Sek.	10	116
4	Gehen am Platz	30 Sek.	10	120
5	Dehnung Beinrückseite	je 1 Min. pro Seite	1	136

Hinweis: Starten Sie nach den beiden Aufwärmübungen mit Armschwünge beidarmig 15 Sekunden, dann Gehen am Platz 30 Sekunden, und wiederholen Sie diese Abfolge 10-mal. Danach folgt die Dehnung.

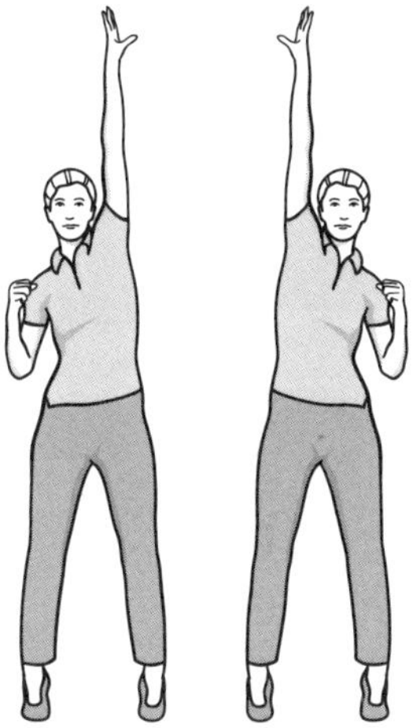

1 Räkeln

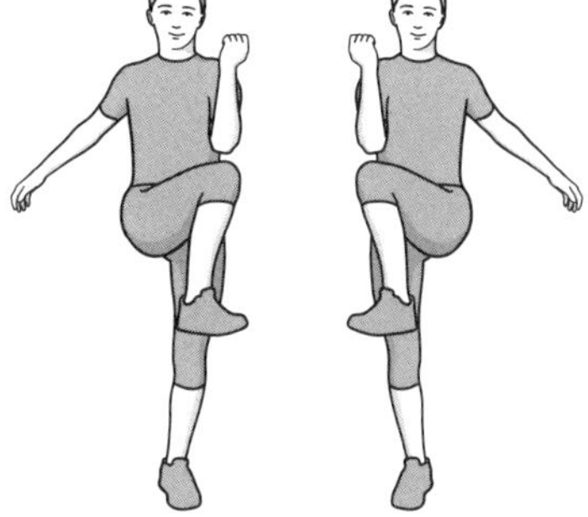

2 Knie zu Ellbogen

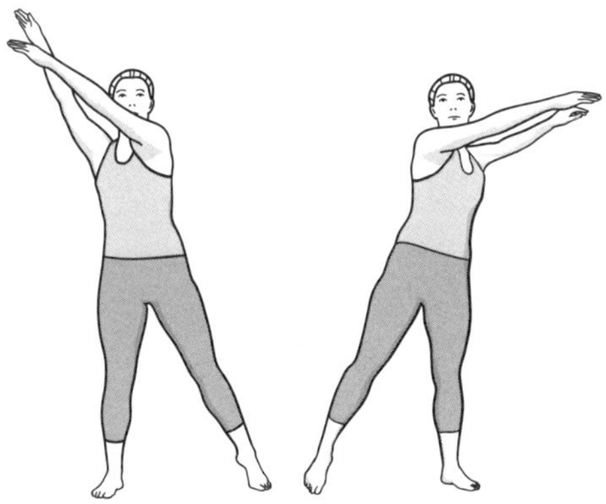

3 Armschwünge beidarmig

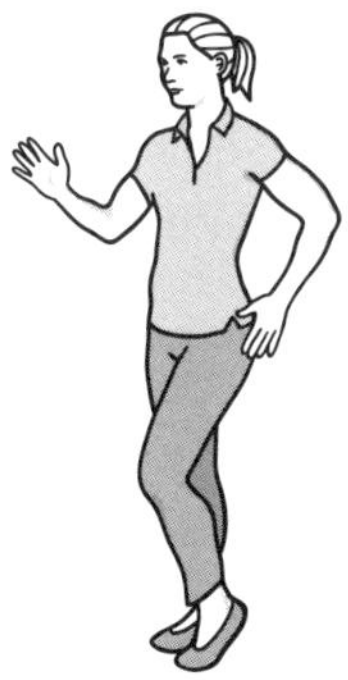

4 Gehen am Platz

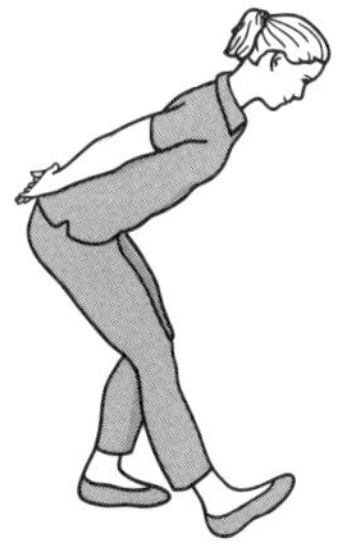

5 Dehnung Beinrückseite

11 Leichte Aerobic-Übungen zur Fettverbrennung

1 2 3

Dauer: 20 Minuten

	Übungen	Wiederholungen/ Belastungszeit	Sätze	Seite
1	Armschwünge beidarmig	1 Min.	6	116
2	Gehen am Platz	1 Min.	6	120
3	Knie zu Ellbogen	1 Min.	6	117
4	Dehnung Beinrückseite	je 1 Min. pro Seite	1	136

Hinweis: Starten Sie nach den Armschwüngen beidarmig 1 Minute mit Gehen am Platz 1 Minute, dann Knie zu Ellbogen 1 Minute, und wiederholen Sie diese Abfolge 6-mal. Danach folgt die Dehnung.

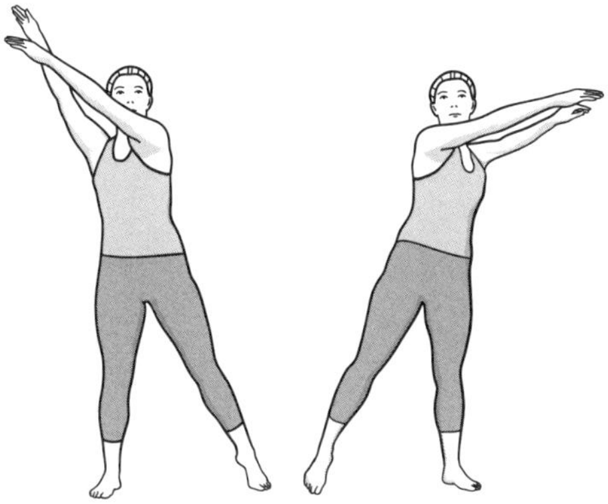

1 Armschwünge beidarmig

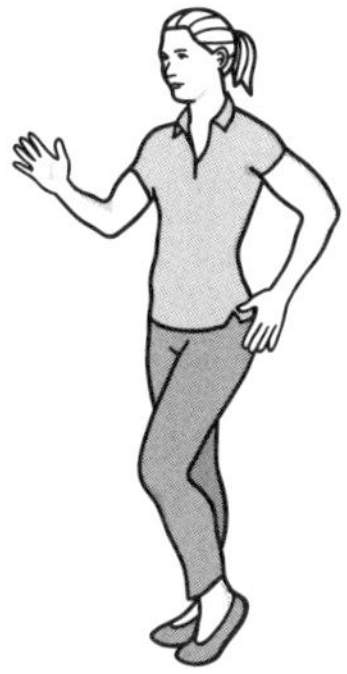

2 Gehen am Platz

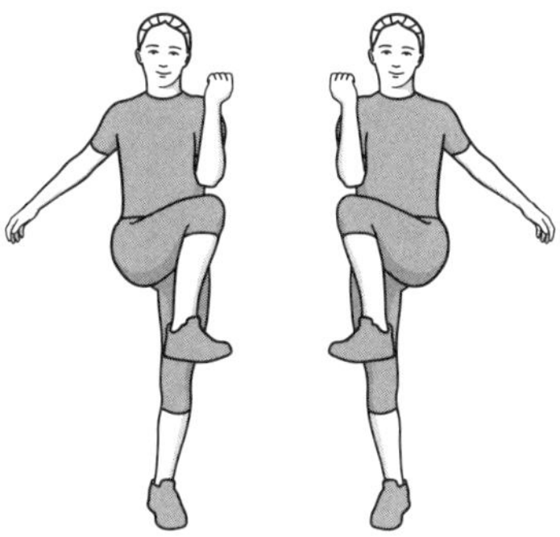

3 Knie zu Ellbogen

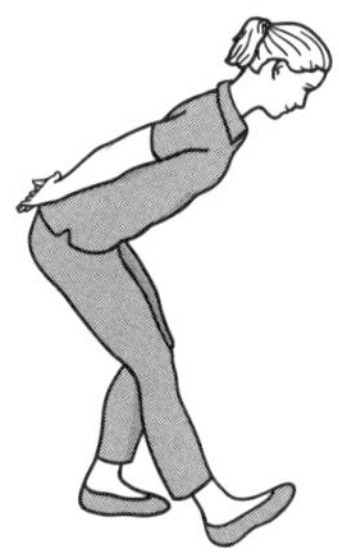

4 Dehnung Beinrückseite

12 Einsteiger-HIIT – einfache Intervallübungen für schnelle Fettverbrennung

1 2 3

Dauer: 11 Minuten

	Übungen	Wiederholungen/ Belastungszeit	Sätze	Seite
1	Füße abrollen	1 Min.	1	120
2	Knie zu Ellbogen	1 Min.	1	117
3	Gehen plus Armbewegung	15 Sek.	2	120
4	Gehen am Platz	30 Sek.	2	120
5	Kniebeuge	15 Sek.	2	134
6	Gehen am Platz	30 Sek.	2	120
7	Kleine Sprünge	15 Sek.	2	121
8	Gehen am Platz	30 Sek.	2	120
9	Dehnung Beinrückseite	je 1 Min. pro Seite	1	136
10	Dehnung Oberschenkelvorderseite	je 1 Min. pro Seite	1	137

Hinweis: Starten Sie nach den beiden Aufwärmübungen mit Gehen plus Armbewegung 15 Sekunden, dann Gehen am Platz 30 Sekunden, und wiederholen Sie diese Abfolge 2-mal.

Anschließend führen Sie Kniebeuge 15 Sekunden mit darauffolgendem Gehen am Platz 30 Sekunden aus und wiederholen Sie diese Abfolge 2-mal.

Gefolgt von Kleine Sprünge 15 Sekunden und wieder Gehen am Platz 30 Sekunden. Wiederholen Sie diese Abfolge ebenfalls 2-mal. Danach folgen die Dehnübungen.

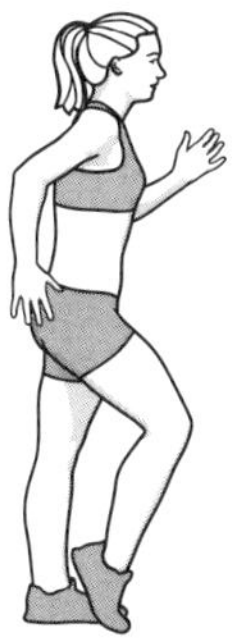

1 Füße abrollen

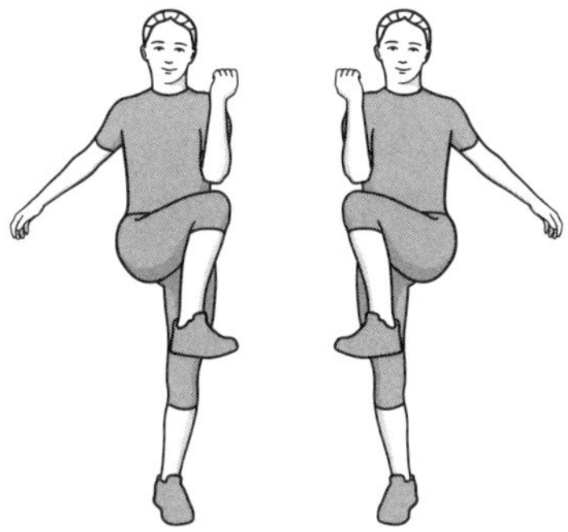

2 Knie zu Ellbogen

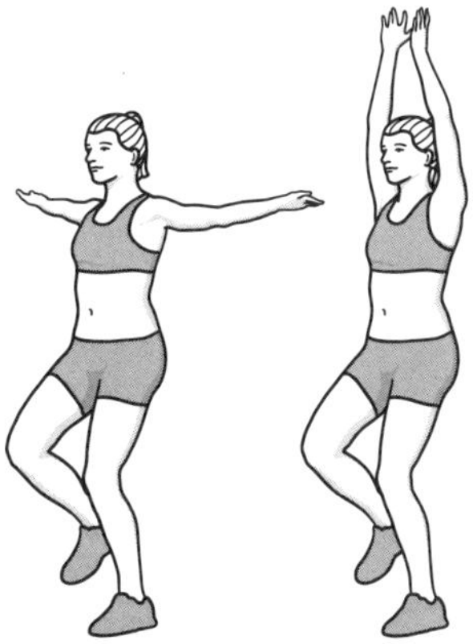

3 Gehen plus Armbewegung

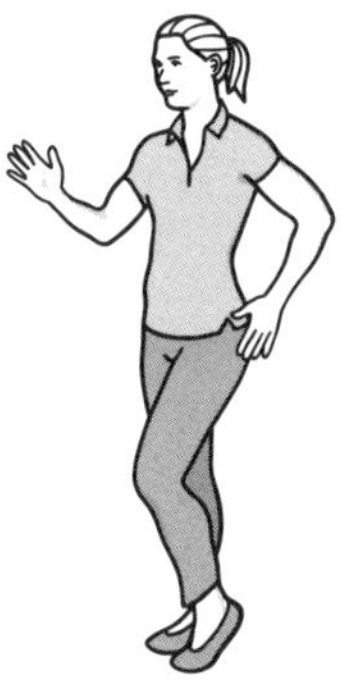

4 Gehen am Platz

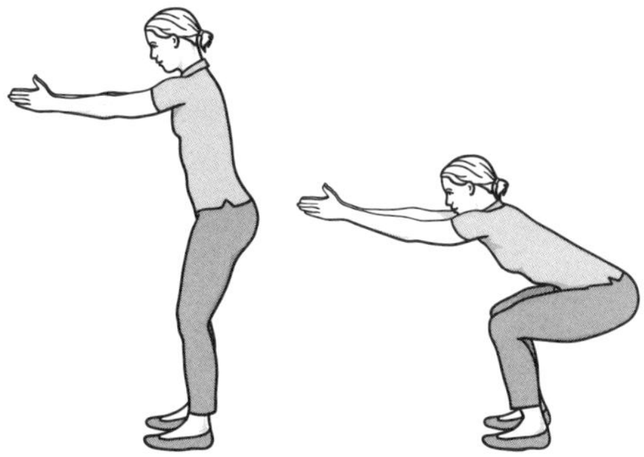

5 Kniebeuge

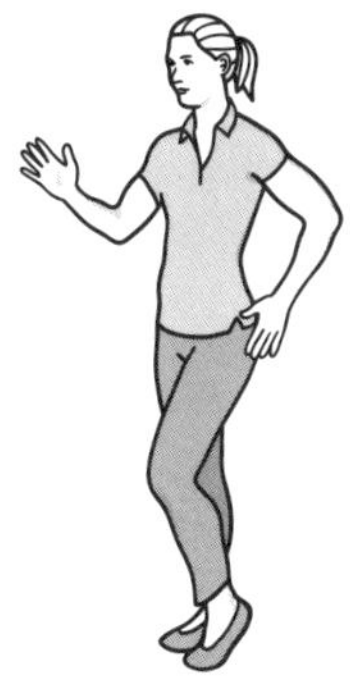

6 Gehen am Platz

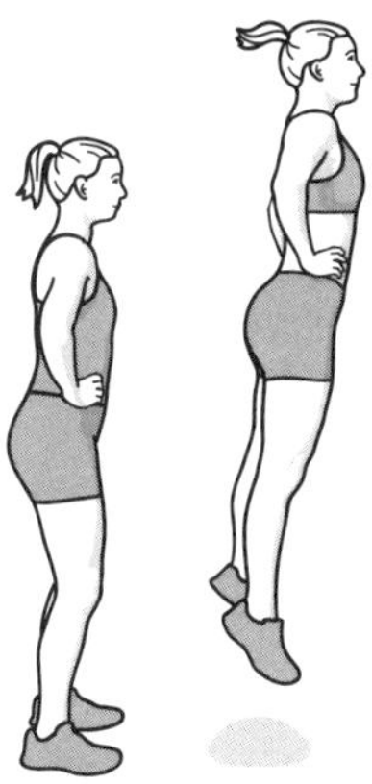

7 Kleine Sprünge

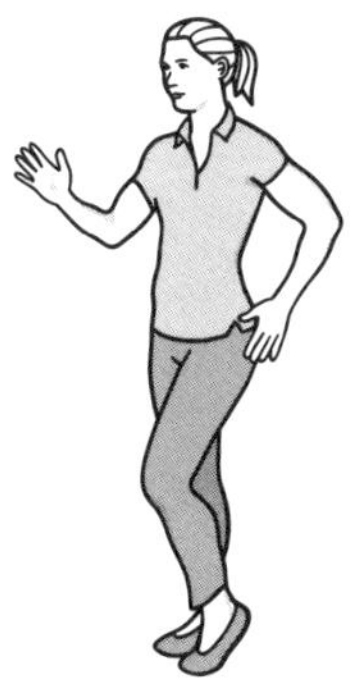

8 Gehen am Platz

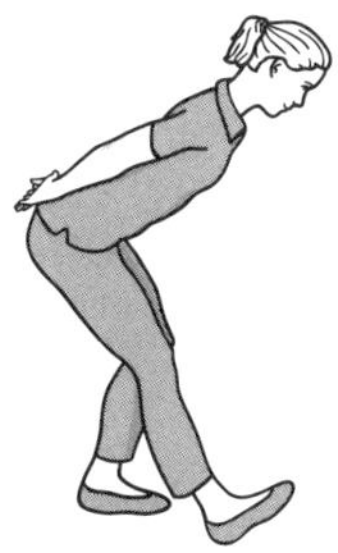

9 Dehnung Beinrückseite

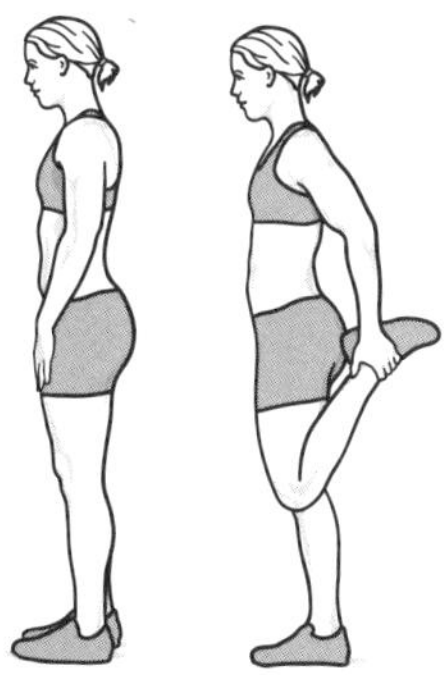

10 Dehnung Oberschenkelvorderseite

13 Yoga für die Verdauung und einen flachen Bauch

1 2 3

Dauer: 9 Minuten

	Übungen	Wiederholungen/ Belastungszeit	Sätze	Seite
1	Aufrechte Haltung	1 Min.	1	140
2	Seitneigung im Stehen	je 1 Min. pro Seite	1	132
3	Katze-Kuh im Stehen	1 Min.	1	119
4	Rotation im Stehen	1 Min.	1	119
5	Knie anziehen im Stehen	je 30 Sek. pro Seite	1	117
6	Bauchstretch	je 1 Min. pro Seite	1	136
7	Aufrechte Haltung	1 Min.	1	140

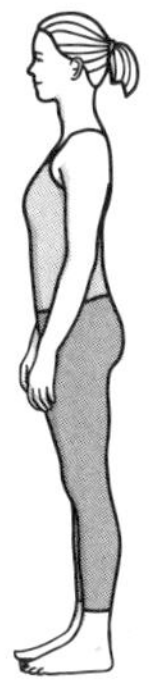

1 Aufrechte Haltung

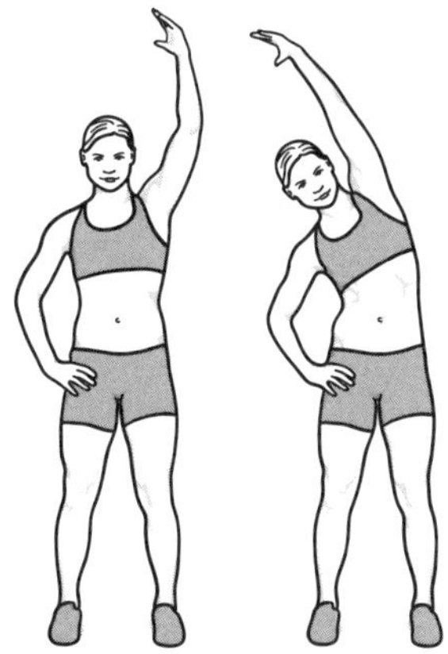

2 Seitneigung im Stehen

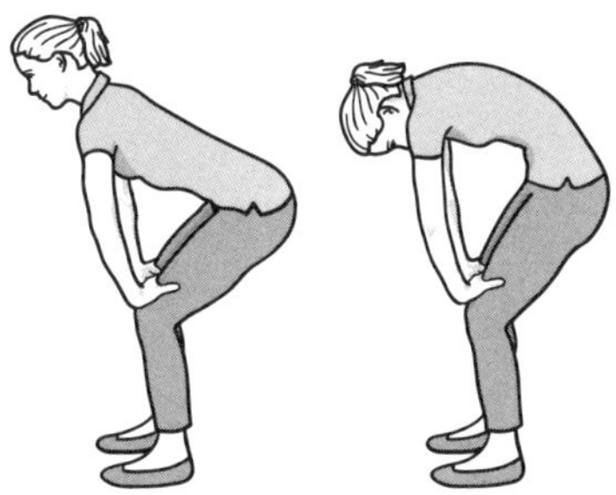

3 Katze–Kuh im Stehen

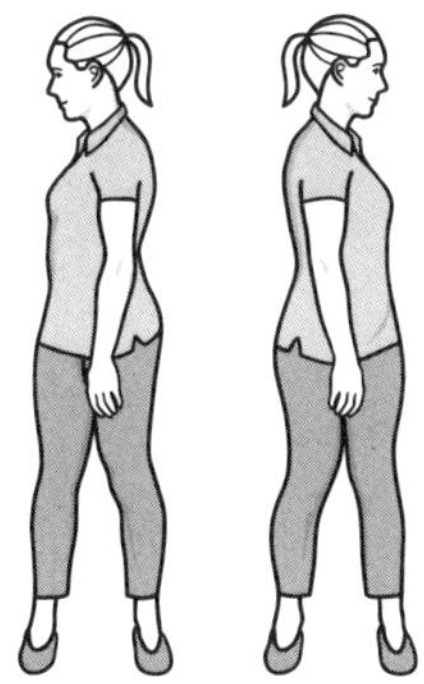

4 Rotation im Stehen

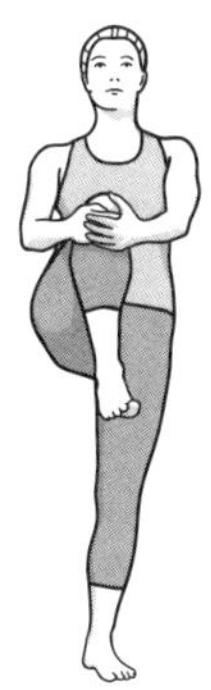

5 Knie anziehen im Stehen

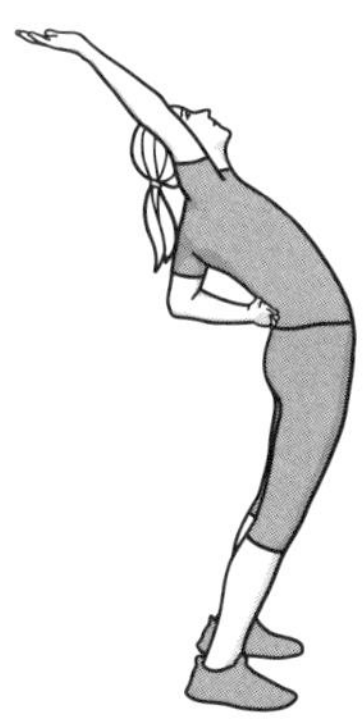

6 Bauchstretch

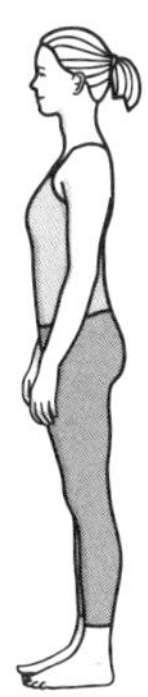

7 Aufrechte Haltung

14 Einsteiger-Yoga für den Kern

1 2 3

Dauer: 20 Minuten

	Übungen	Wiederholungen/ Belastungszeit	Sätze	Seite
1	Einbeinstand	je 1 Min. pro Seite	1	141
2	Katze–Kuh	2 Min.	1	117
3	Durchtauchen	je 8–10 Wdh. pro Seite	1	127
4	Bankstellung	je 10–15 Wdh. pro Seite	1	123
5	Beinpendel	je 8–10 Wdh. pro Seite	1	126
6	Frosch	1 Min.	1	137
7	Entspannung in Rückenlage	5 Min.	1	140

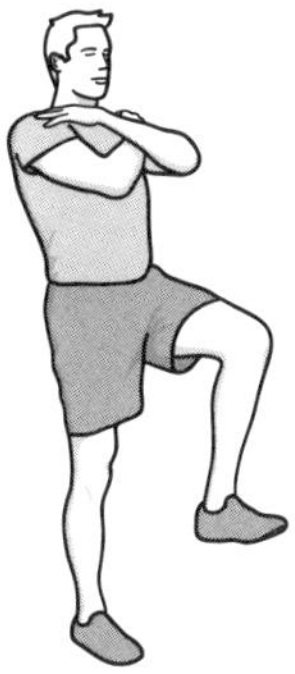

1 Einbeinstand

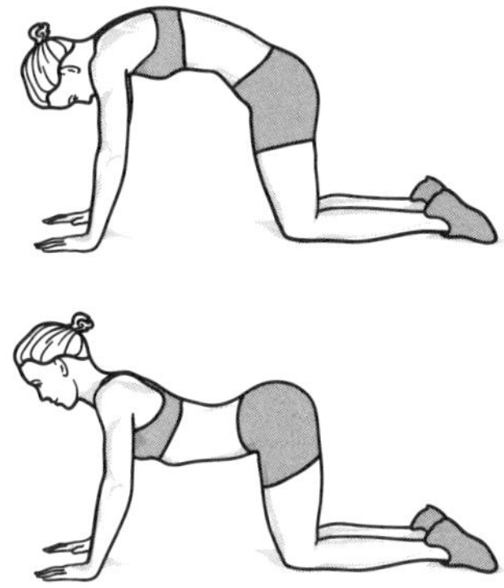

2 Katze–Kuh

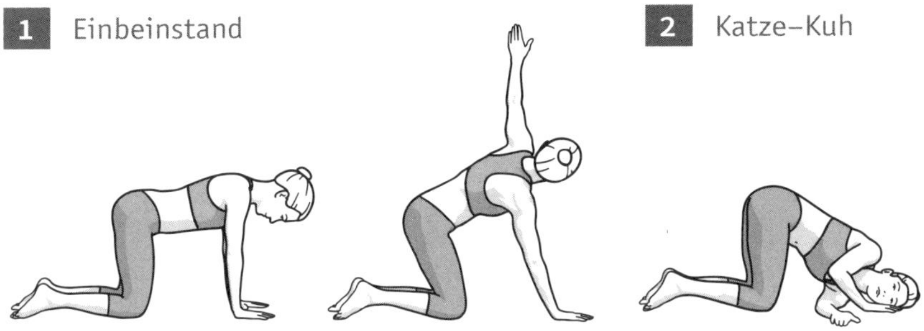

3 Durchtauchen

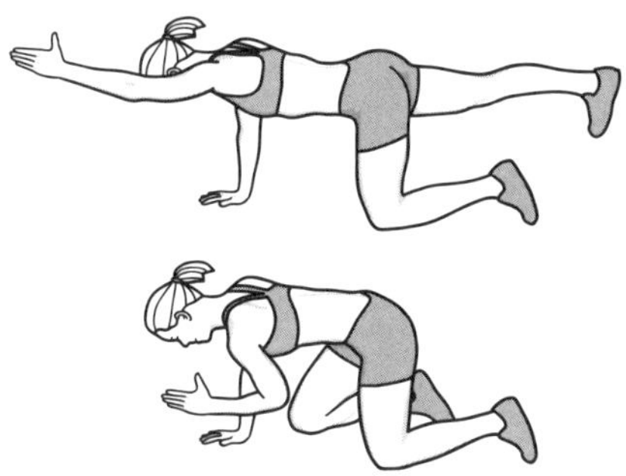

4 Bankstellung

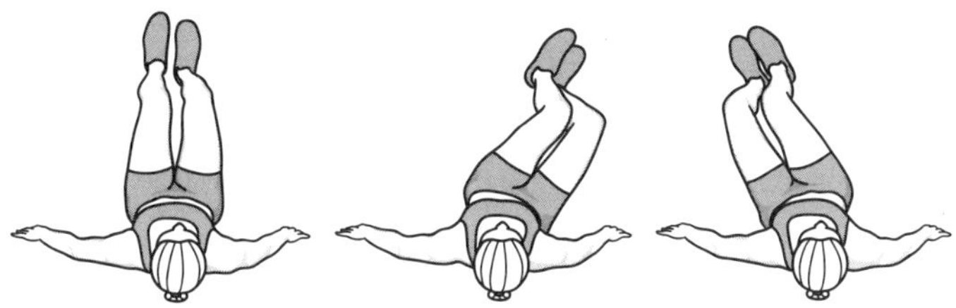

5 Beinpendel

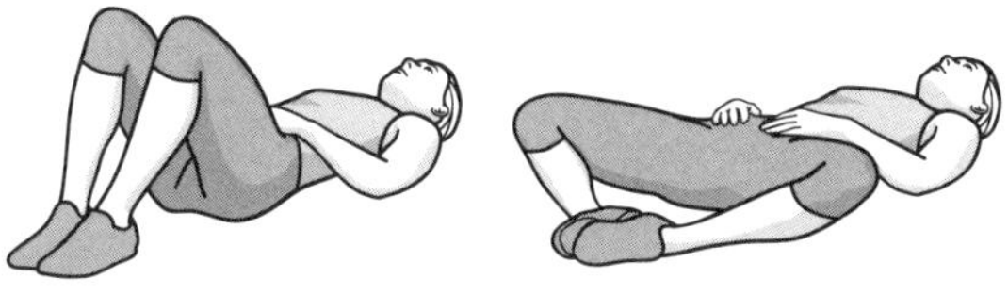

6 Frosch

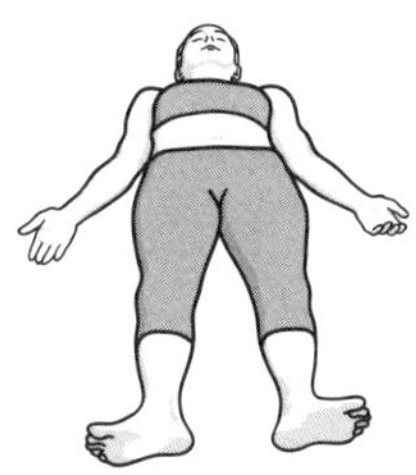

7 Entspannung in Rückenlage

15 Leichte Krafttrainingseinheit – einfache Übungen mit leichten Gewichten

❶ ② ③

Dauer: 15 Minuten

	Übungen	Wiederholungen/ Belastungszeit	Sätze	Seite
1	Armschwünge beidarmig	2 Min.	1	116
2	Armheben zur Seite	je 10–15 Wdh. pro Seite	2	123
3	Bankstellung mit Armheben zur Seite	je 8–10 Wdh. pro Seite	2	124
4	Rückenlage Arme nach hinten	10–15 Wdh.	2	130
5	Seitstretch im Stehen	je 1 Min. pro Seite	1	139
6	Bauchstretch	je 1 Min. pro Seite	1	136

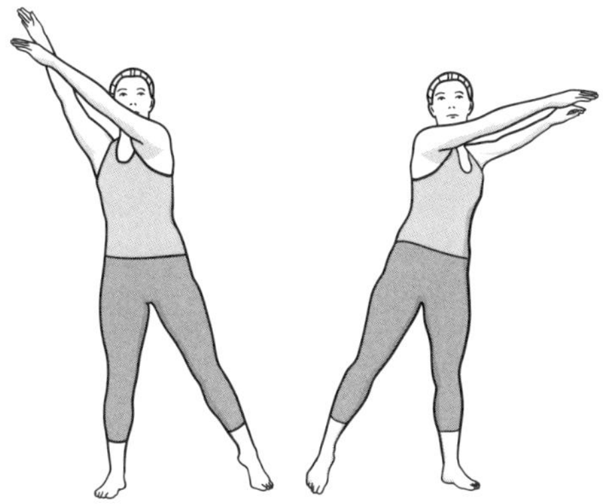

1 Armschwünge beidarmig

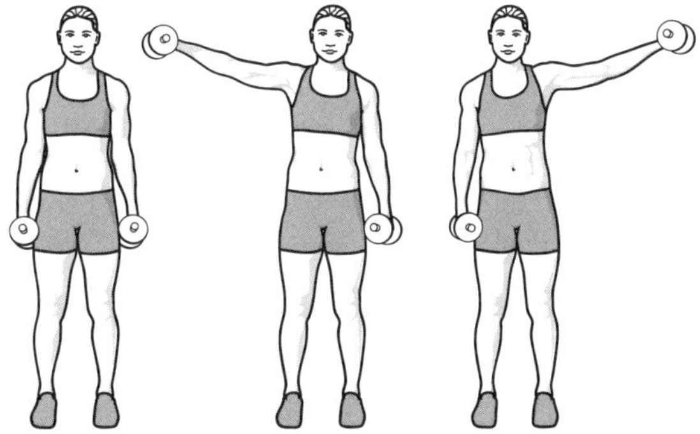

2 Armheben zur Seite

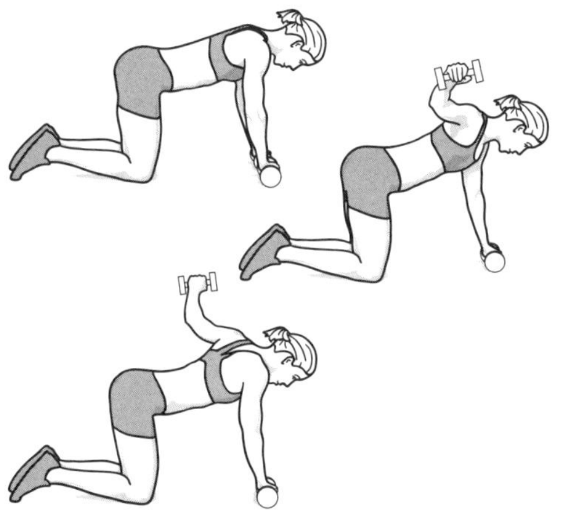

3 Bankstellung mit Armheben zur Seite

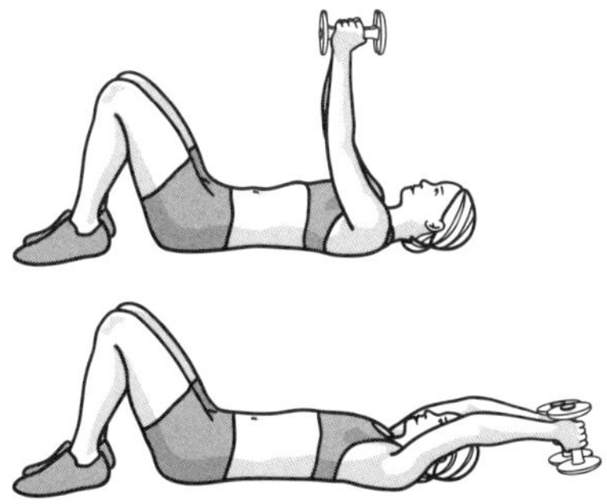

4 Rückenlage Arme nach hinten

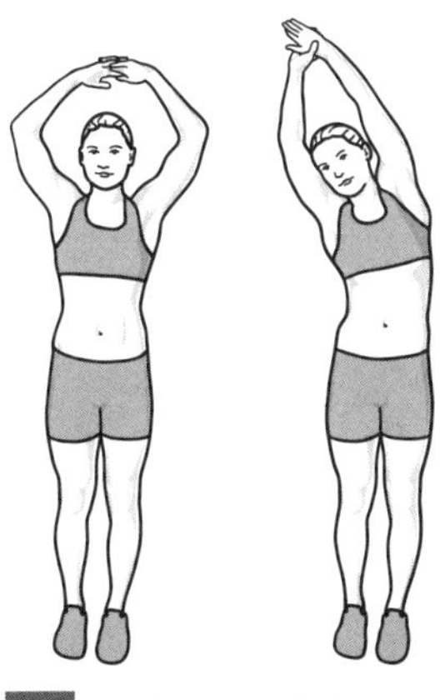

5 Seitstretch im Stehen

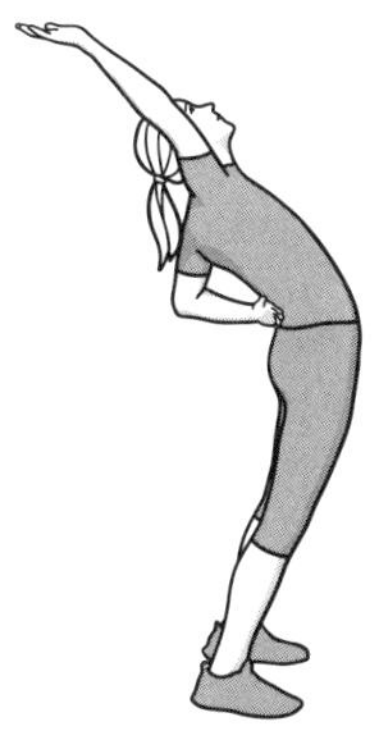

6 Bauchstretch

16 Einsteiger-Pilates für Kernstabilität

1 2 3

Dauer: 20 Minuten

	Übungen	Wiederholungen/ Belastungszeit	Sätze	Seite
1	Zehenstand	10–15 Wdh.	1	141
2	Seitneigung im Stehen	je 10–15 Wdh. pro Seite	1	132
3	Katze-Kuh im Stehen	10–15 Wdh.	1	119
4	Rücken rund gerade im Sitzen	10–15 Wdh.	1	119
5	Bein rechtwinklig abkippen	je 10–15 Wdh. pro Seite	1	126
6	Entspannung in Rückenlage	3 Min.	1	140
7	Aufrechte Haltung	1 Min.	1	140

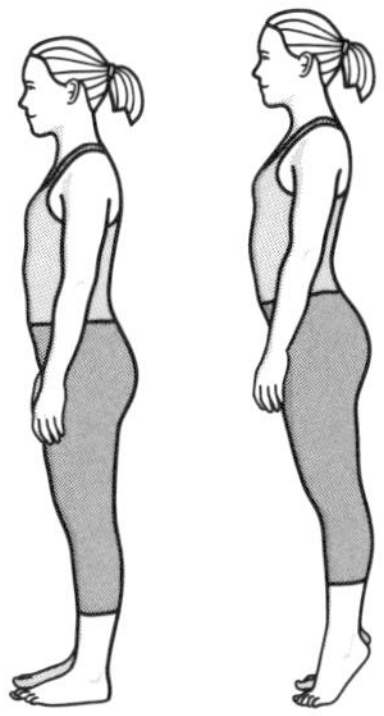

1 Zehenstand

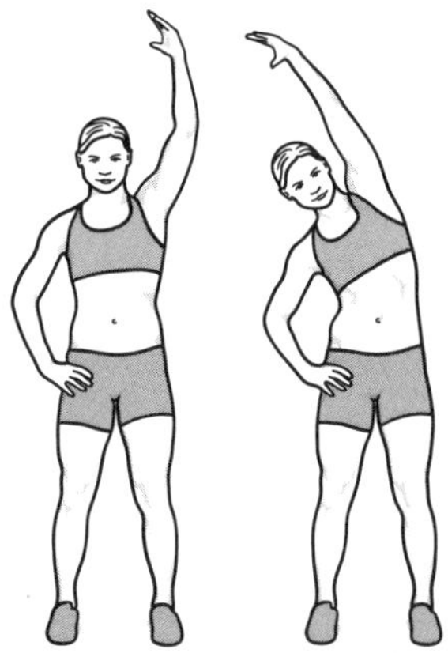

2 Seitneigung im Stehen

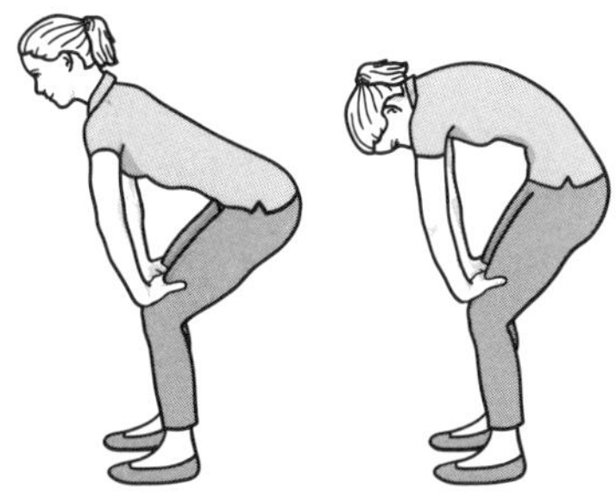

3 Katze-Kuh im Stehen

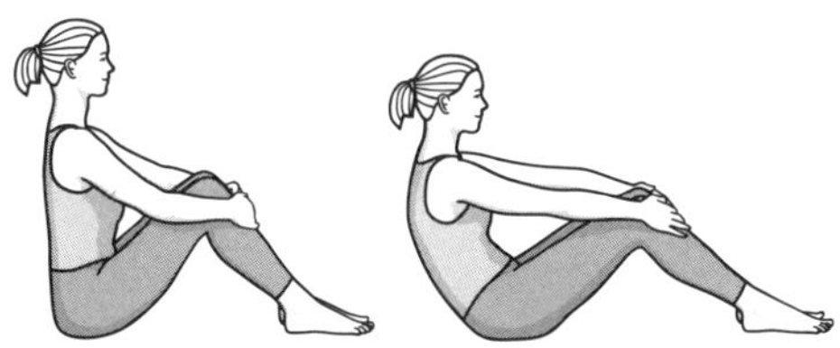

4 Rücken rund gerade im Sitzen

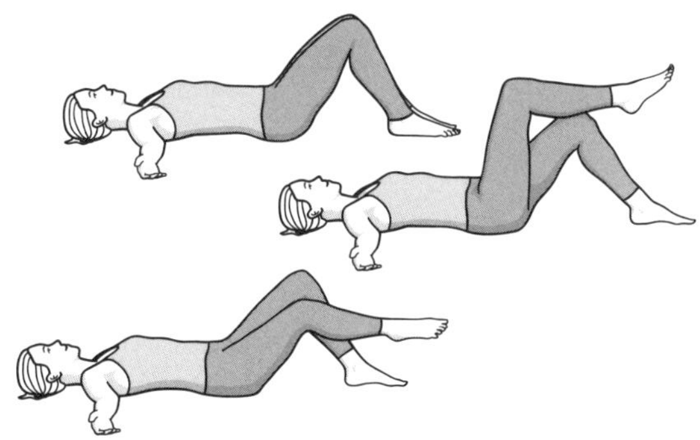

5 Bein rechtwinklig abkippen

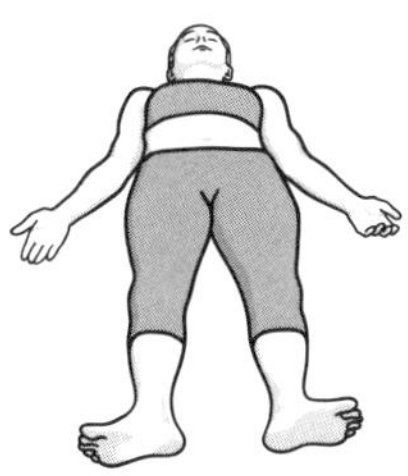

6 Entspannung in Rückenlage

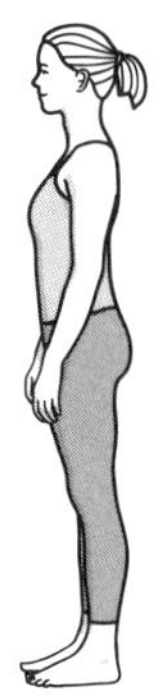

7 Aufrechte Haltung

17 Core-Regeneration zur Entspannung der Körpermitte

1 2 3

Dauer: 13–18 Minuten

	Übungen	Wiederholungen/ Belastungszeit	Sätze	Seite
1	Räkeln	1 Min.	1	118
2	Seitstretch im Stehen	je 1 Min. pro Seite	1	139
3	Drehsitz	je 1 Min. pro Seite	1	139
4	Entspannung rechts/links	je 1 Min. pro Seite	1	140
5	Frosch	1 Min.	1	137
6	Entspannung in Rückenlage	5–10 Min.	1	140

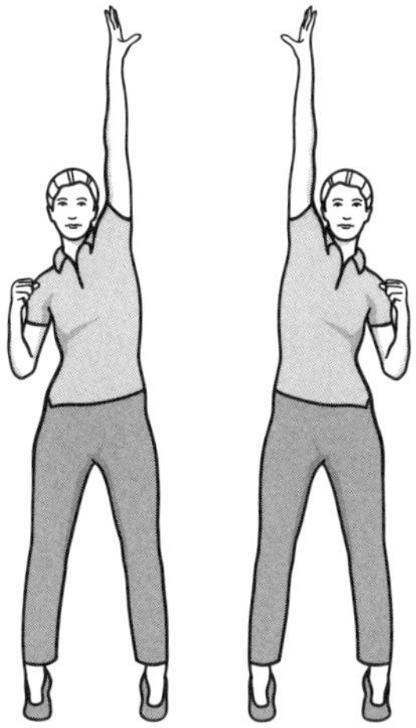

1 Räkeln

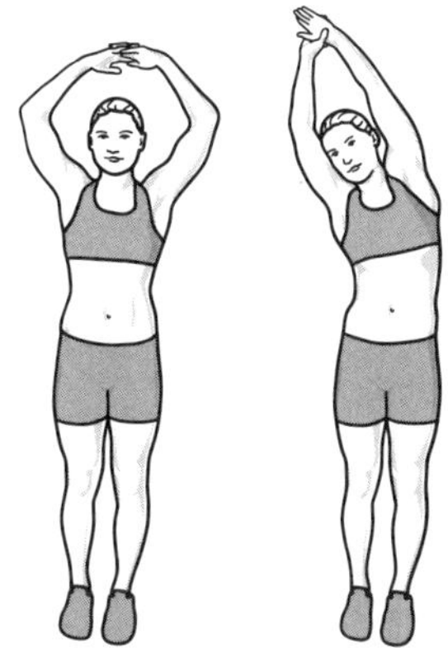

2 Seitstretch im Stehen

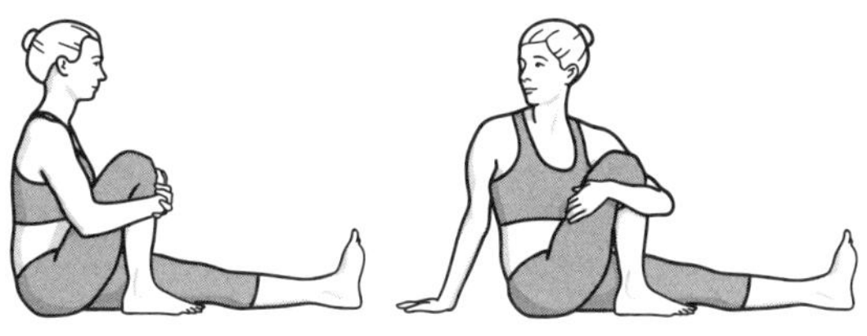

3 Drehsitz

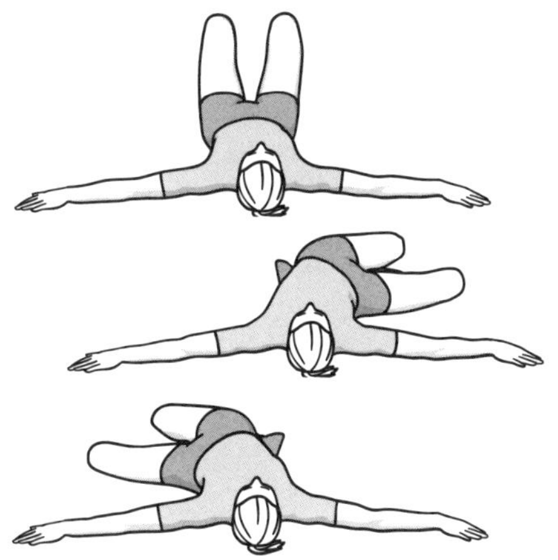

4 Entspannung rechts/links

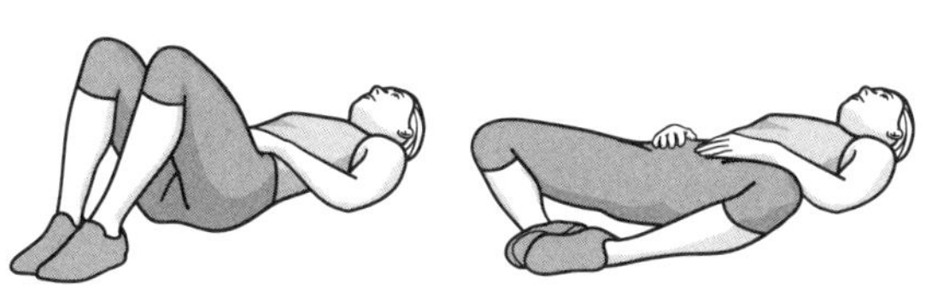

5 Frosch

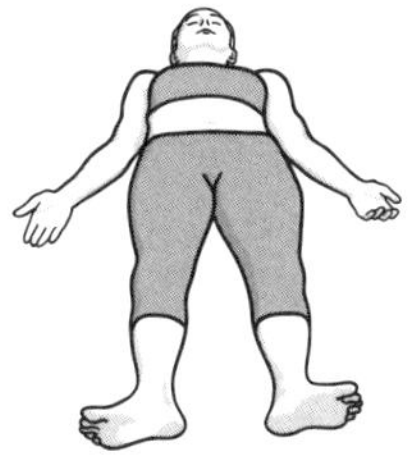

6 Entspannung in Rückenlage

18 Ganzkörperstretching für Flexibilität und Entspannung

1 2 3

Dauer: 17 Minuten

	Übungen	Wiederholungen/ Belastungszeit	Sätze	Seite
1	Räkeln	1 Min.	1	118
2	Bauchstretch	je 1 Min. pro Seite	1	136
3	Seitstretch im Stehen	je 1 Min. pro Seite	1	139
4	Dehnung Oberschenkelvorderseite	je 1 Min. pro Seite	1	137
5	Dehnung Hüftbeuger	je 1 Min. pro Seite	1	136
6	Dehnung Oberschenkelrückseite	je 1 Min. pro Seite	1	137
7	Drehsitz	je 1 Min. pro Seite	1	139
8	Krokodil	je 1 Min. pro Seite	1	139
9	Hüftmobilisation	1 Min.	1	117
10	Frosch	1 Min.	1	137

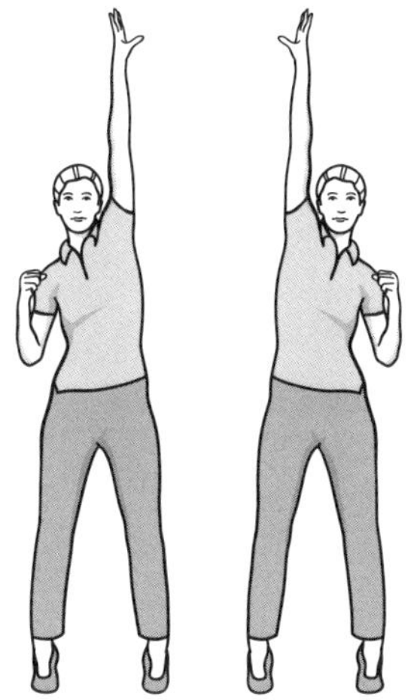

1 Räkeln

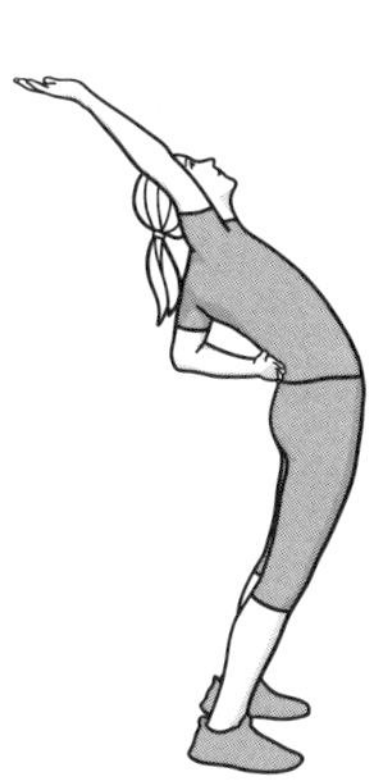

2 Bauchstretch

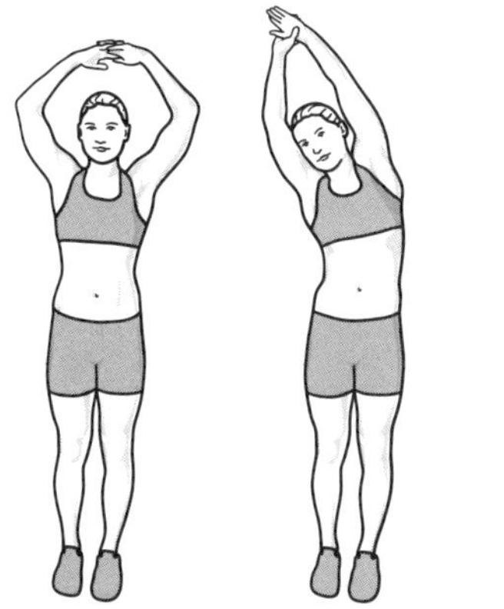

3 Seitstretch im Stehen

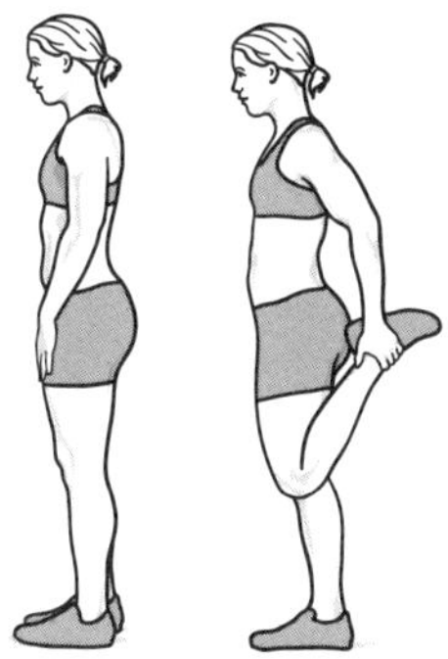

4 Dehnung Oberschenkelvorderseite

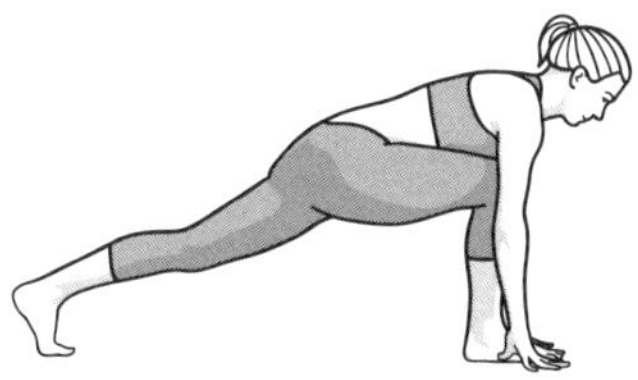

5 Dehnung Hüftbeuger

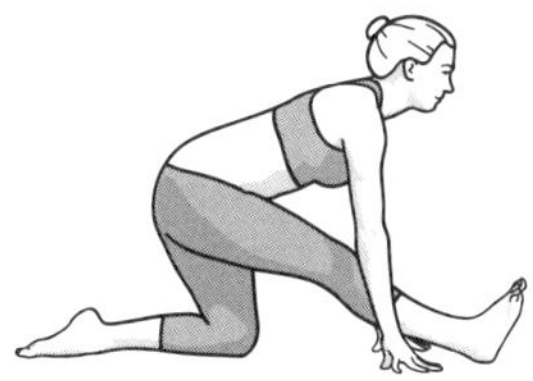

6 Dehnung Oberschenkelrückseite

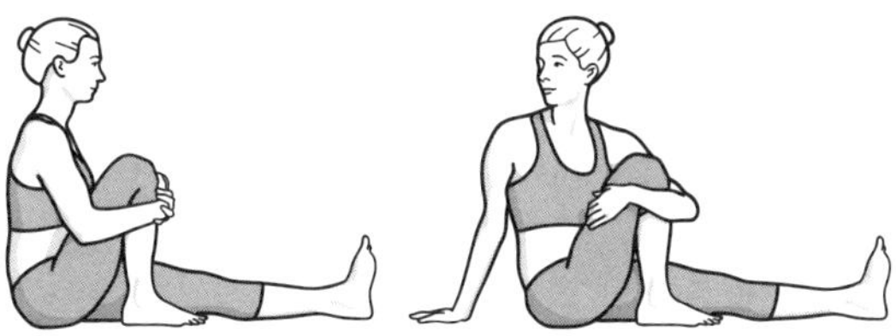

7 Drehsitz

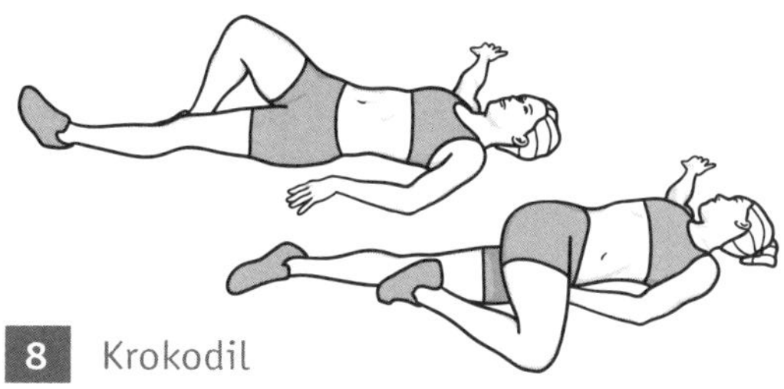

8 Krokodil

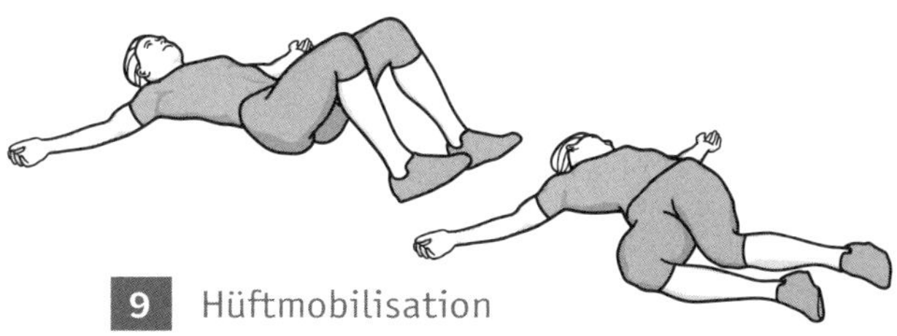

9 Hüftmobilisation

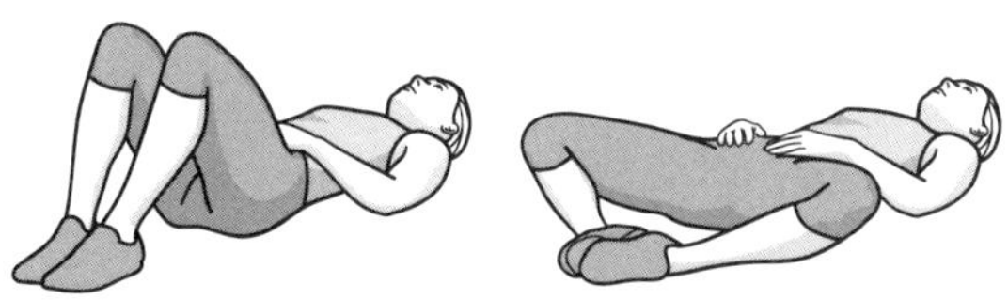

10 Frosch

19 Einsteiger-Ausdauertraining

1 2 3

Dauer: 30 Minuten

	Übungen	Wiederholungen/ Belastungszeit	Sätze	Seite
1	Armschwünge	2 Min.	1	116
2	Gehen am Platz	2 Min.	4	120
3	Laufen am Platz	4 Min.	4	121
4	Dehnung Beinrückseite	je 1 Min. pro Seite	1	136
5	Dehnung Oberschenkelvorderseite	je 1 Min. pro Seite	1	137

Hinweis: Starten Sie nach der Aufwärmübung mit Gehen am Platz 2 Minuten, dann Laufen am Platz 4 Minuten, und wiederholen Sie diese Abfolge 4-mal. Danach folgen die Dehnübungen.

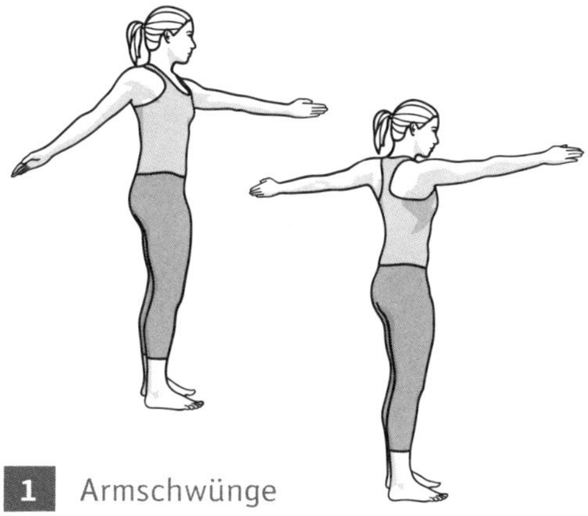

1 Armschwünge

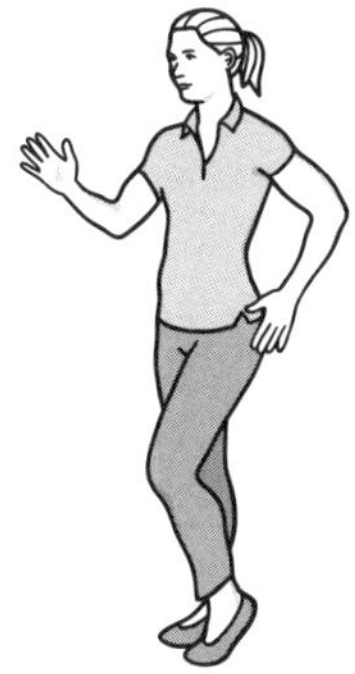

2 Gehen am Platz

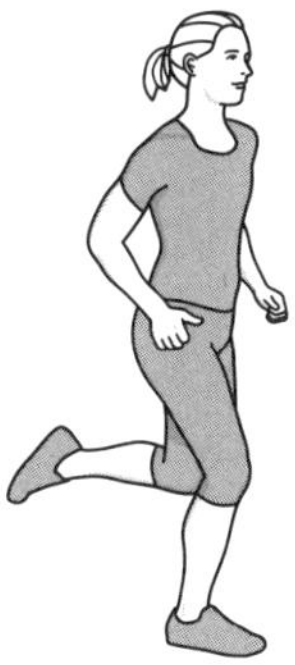

3 Laufen am Platz

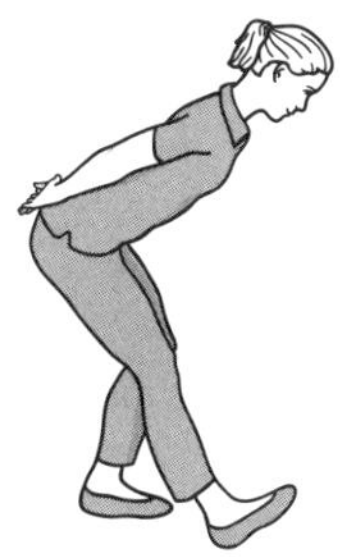

4 Dehnung Beinrückseite

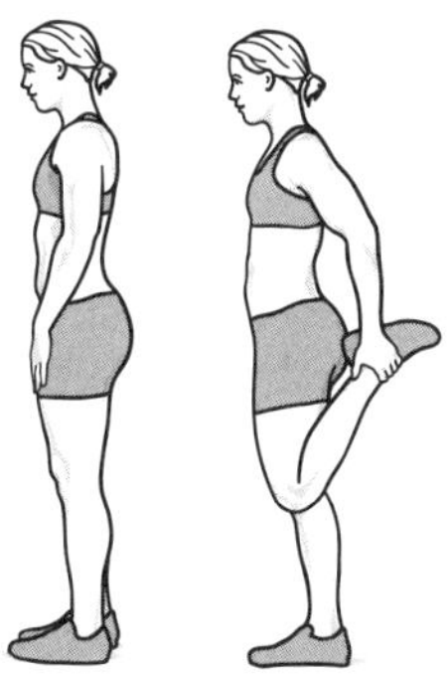

5 Dehnung
Oberschenkelvorderseite

20 Leichte Funktionsgymnastik für den gesamten Körper

1 2 3

Dauer: 20 Minuten

	Übungen	Wiederholungen/ Belastungszeit	Sätze	Seite
1	Knie zu Ellbogen	1 Min.	1	117
2	Gehen am Platz	1 Min.	1	120
3	Knie heben	je 1 Min. pro Seite	2	118
4	Ausfallschritt	je 10–12 Wdh. pro Seite	2	134
5	Plank-Variation	je 8–10 Wdh. pro Seite	2	129
6	Swimming	30 Sek.	2	133
7	Seitstütz	je 30 Sek. pro Seite	2	131
8	Brücke	10–12 Wdh.	2	135
9	Dehnung Oberschenkelvorderseite	je 1 Min. pro Seite	1	137
10	Aufrechte Haltung	30 Sek.	1	140

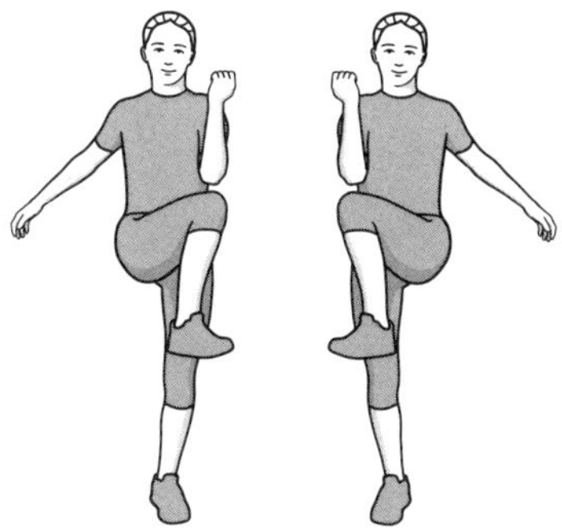

1 Knie zu Ellbogen

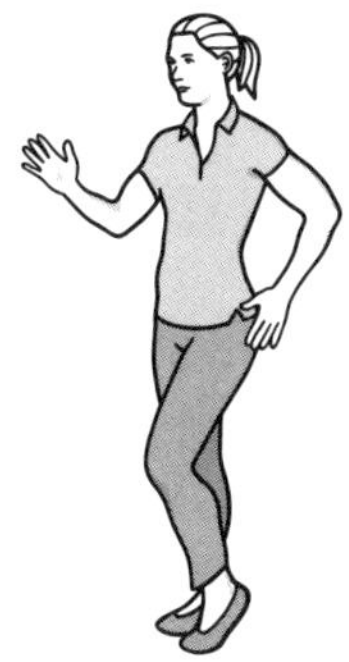

2 Gehen am Platz

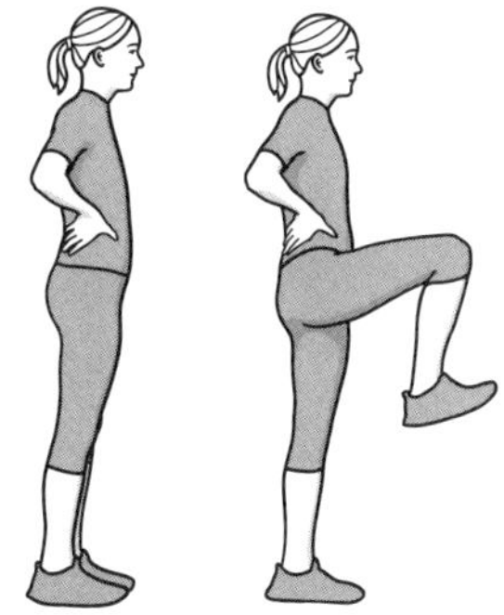

3 Knie heben

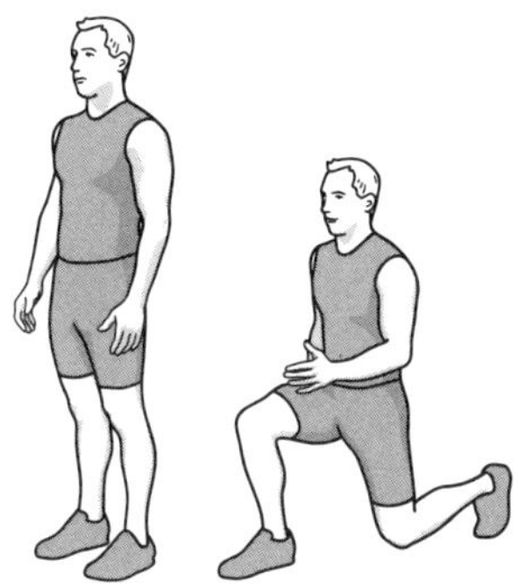

4 Ausfallschritt

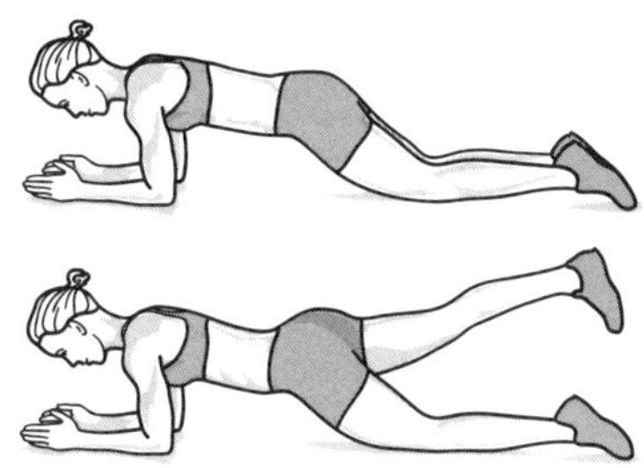

5 Plank-Variation

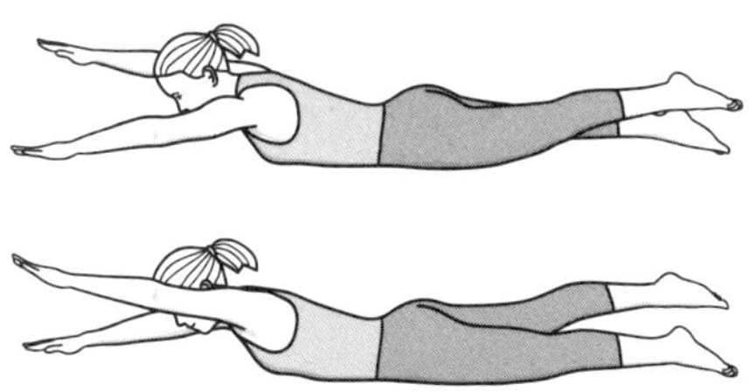

6 Swimming

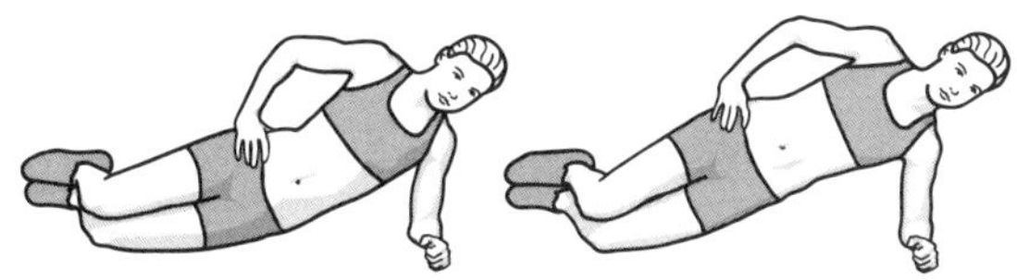

7 Seitstütz

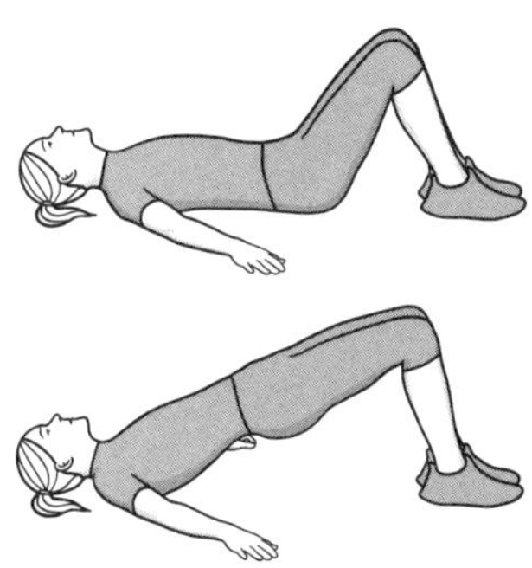

8 Brücke

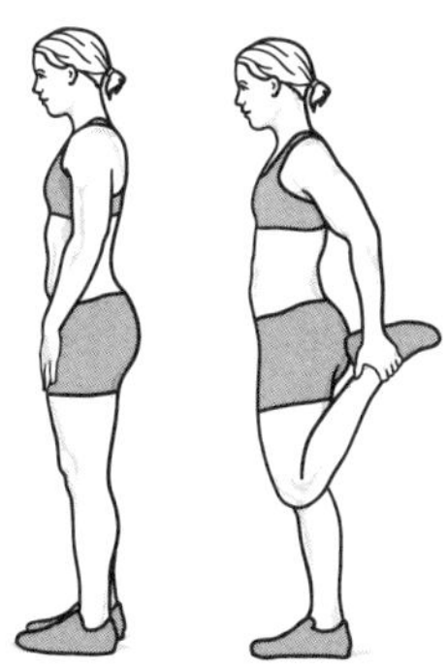

9 Dehnung Oberschenkelvorderseite

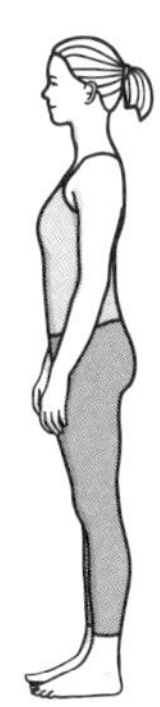

10 Aufrechte Haltung

21 Leichte Joggingeinheit zur Verbesserung der Ausdauer

1 **2** 3

Dauer: 25 Minuten

	Übungen	Wiederholungen/ Belastungszeit	Sätze	Seite
1	Armschwünge	1 Min.	1	116
2	Knie zu Ellbogen	2 Min.	1	117
3	Gehen am Platz	1 Min.	6	120
4	Laufen am Platz	2 Min.	6	121
5	Dehnung Beinrückseite	je 1 Min. pro Seite	1	136
6	Dehnung Oberschenkelvorderseite	je 1 Min. pro Seite	1	137

Hinweis: Starten Sie nach den beiden Aufwärmübungen mit Gehen am Platz 1 Minute, dann Laufen am Platz 2 Minuten, und wiederholen Sie diese Abfolge 6-mal. Danach folgen die Dehnübungen.

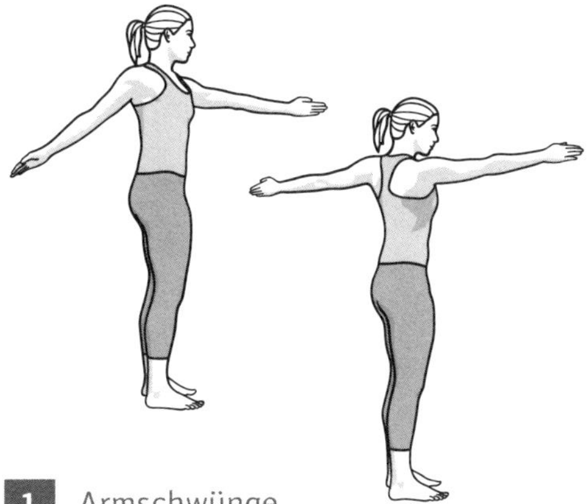

1 Armschwünge

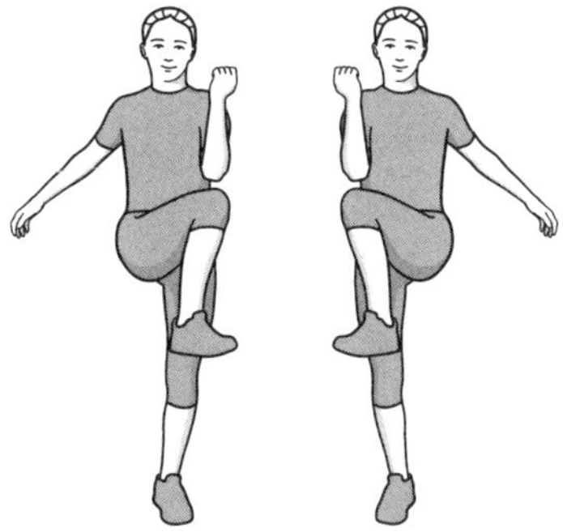

2 Knie zu Ellbogen

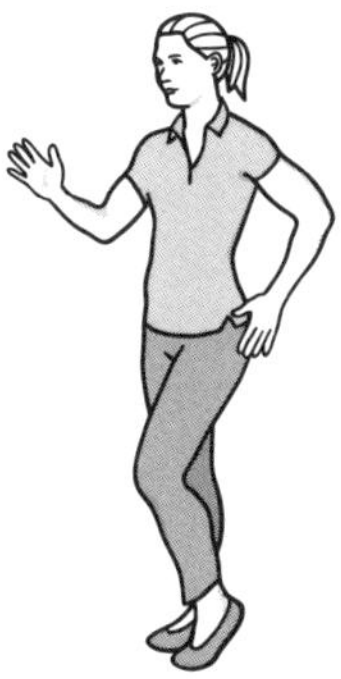

3 Gehen am Platz

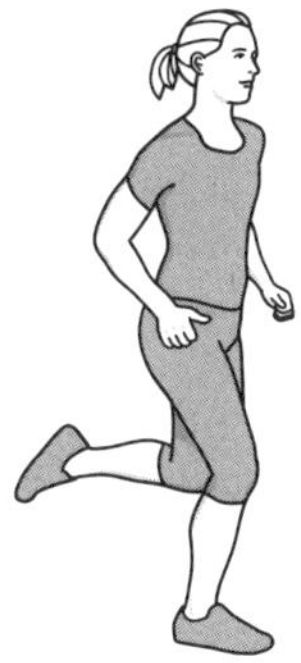

4 Laufen am Platz

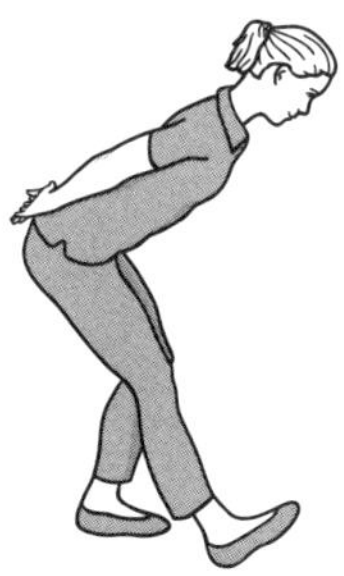

5 Dehnung Beinrückseite

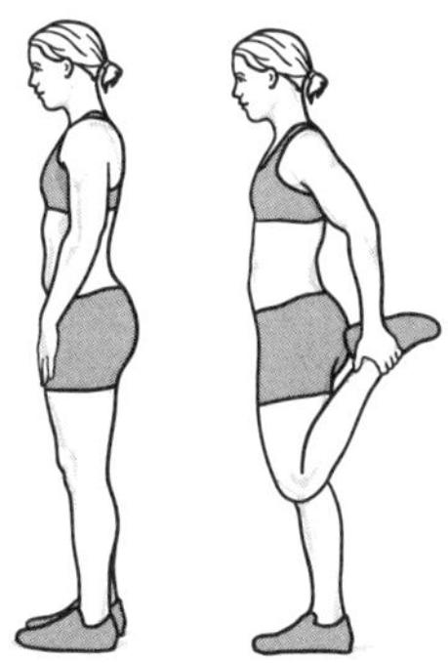

6 Dehnung Oberschenkelvorderseite

22 Walk and tone – Gehen mit zusätzlichen Tone-Übungen für den ganzen Körper

1 **2** 3

Dauer: 28 Minuten

	Übungen	Wiederholungen/ Belastungszeit	Sätze	Seite
1	Armschwünge	1 Min.	1	116
2	Knie zu Ellbogen	1 Min.	1	117
3	Gehen am Platz	2 Min.	2	120
4	Kniebeuge	1 Min.	2	134
5	Gehen am Platz	2 Min.	2	120
6	Einbeinstand	je 30 Sek. pro Seite	2	141
7	Gehen am Platz	2 Min.	2	120
8	Ausfallschritt	je 1 Min. pro Seite	2	134
9	Gehen am Platz	2 Min.	2	120
10	Dehnung Beinrückseite	je 1 Min. pro Seite	1	136

Hinweis: Starten Sie nach den beiden Aufwärmübungen mit Gehen am Platz 2 Minuten, dann Kniebeuge 1 Minute, dann wieder Gehen am Platz 2 Minuten, gefolgt von Einbeinstand je 30 Sekunden pro Seite, Gehen am Platz 2 Minuten, Ausfallschritt je 1 Minute pro Seite und wieder Gehen am Platz 2 Minuten, und wiederholen Sie diese Abfolge 2-mal. Führen Sie zum Schluss die Dehnung durch.

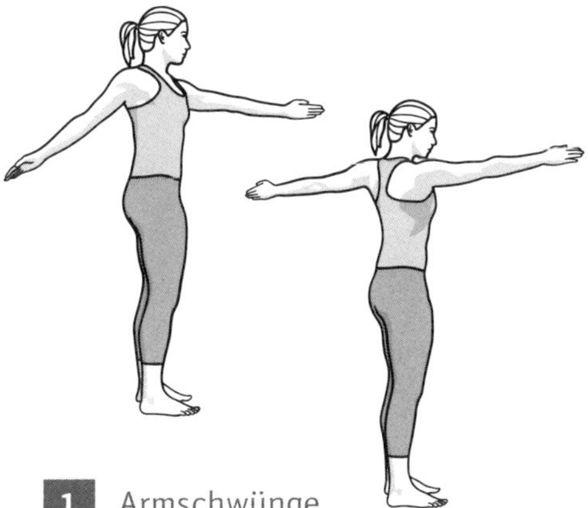

1 Armschwünge

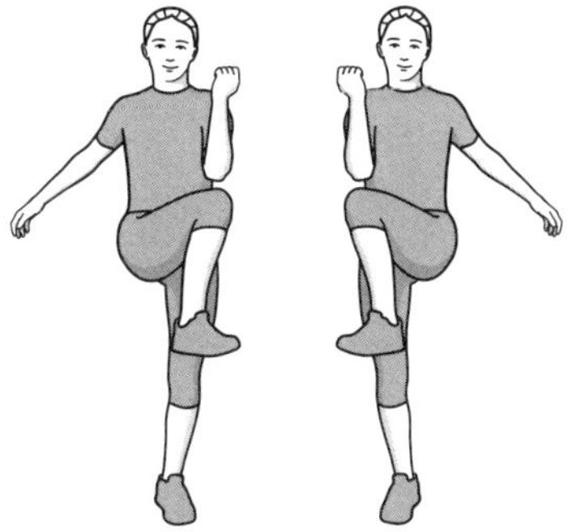

2 Knie zu Ellbogen

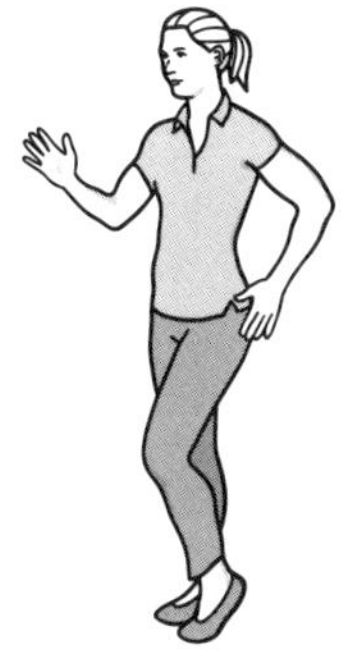

3 Gehen am Platz

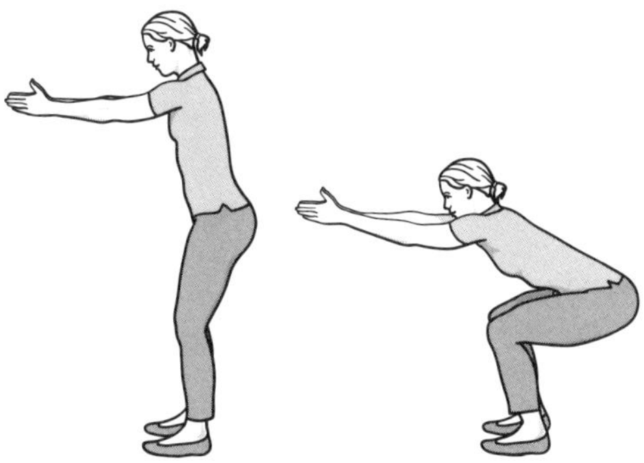

4 Kniebeuge

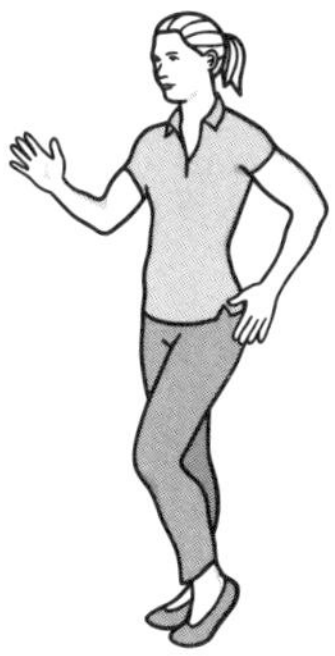

5 Gehen am Platz

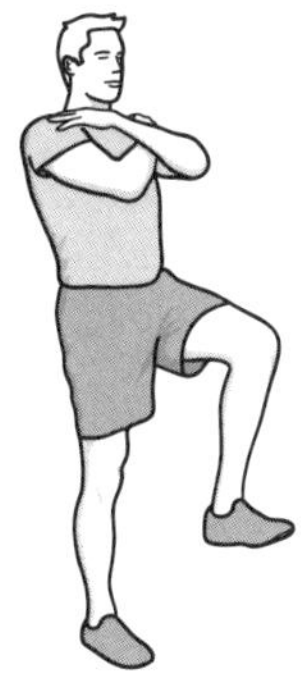

6 Einbeinstand

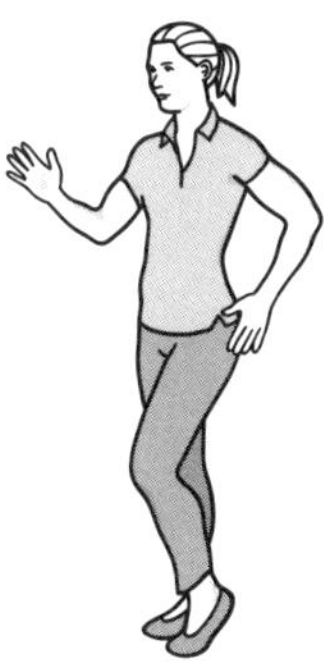

7 Gehen am Platz

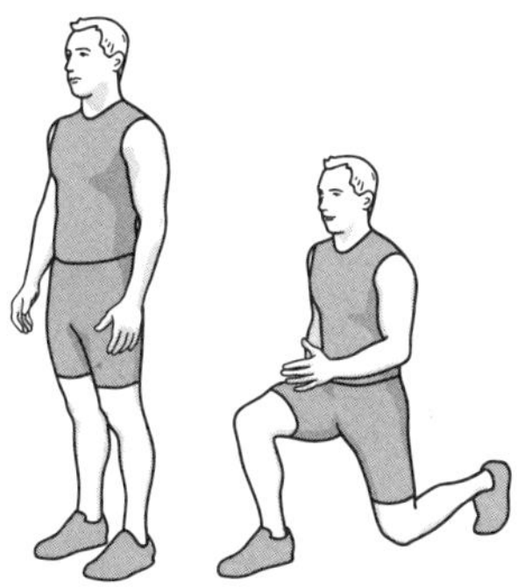

8 Ausfallschritt

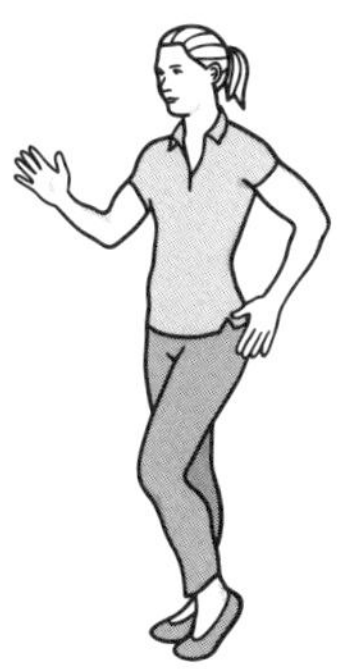

9 Gehen am Platz

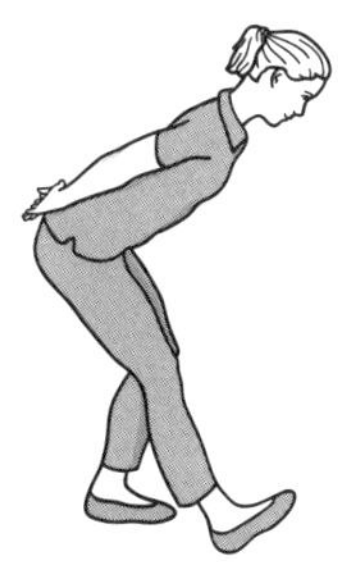

10 Dehnung Beinrückseite

23 Cardio-Power-Walk zum Abnehmen

1 **2** 3

Dauer: 33 Minuten

	Übungen	Wiederholungen/ Belastungszeit	Sätze	Seite
1	Füße abrollen	2 Min.	1	120
2	Gehen am Platz	5 Min.	5	120
3	Power Walk	30 Sek.	5	121
4	Dehnung Beinrückseite	je 1 Min. pro Seite	1	136
5	Brustöffner	1 Min.	1	136

Hinweis: Starten Sie nach der Aufwärmübung mit Gehen am Platz 5 Minuten, dann Power Walk 30 Sekunden, und wiederholen Sie diese Abfolge 5-mal. Danach folgen die Dehnung sowie der Brustöffner.

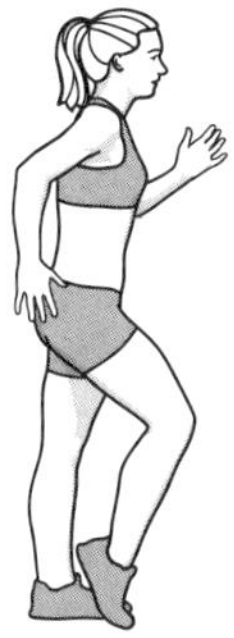

1 Füße abrollen

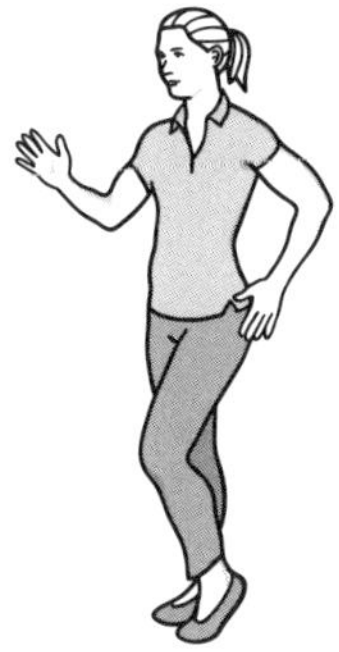

2 Gehen am Platz

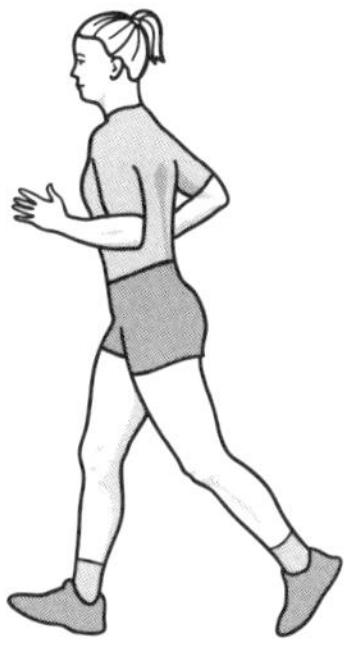

3 Power Walk

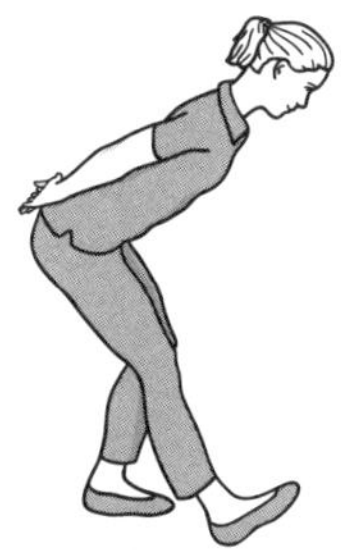

4 Dehnung Beinrückseite

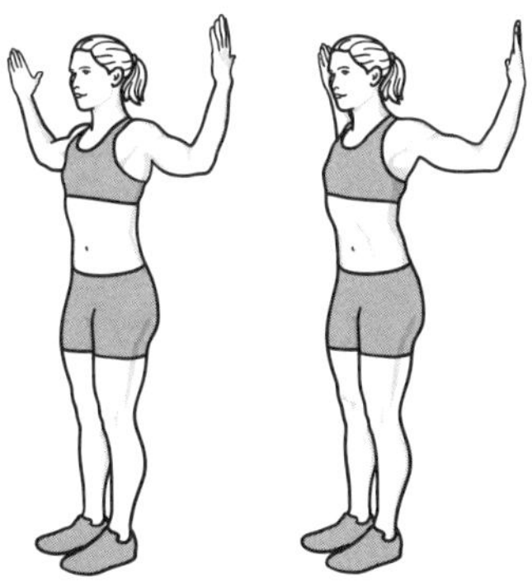

5 Brustöffner

24 Core-Kraft und Balance zur Verbesserung der Rumpfstabilität

1 **2** 3

Dauer: 14 Minuten

	Übungen	Wiederholungen/ Belastungszeit	Sätze	Seite
1	Fußwippe	1 Min.	1	116
2	Knie heben	1 Min.	1	118
3	Einbeinstand	je 30 Sek. pro Seite	2	141
4	Bankstellung mit Armstrecken	je 8–10 Wdh. pro Seite	2	124
5	Seitstütz	je 30 Sek. pro Seite	2	131
6	Boot	30 Sek.	2	126
7	Räkeln	1 Min.	1	118
8	Nackendehnung im Stehen	je 1 Min. pro Seite	1	138
9	Aufrechte Haltung	1 Min.	1	140

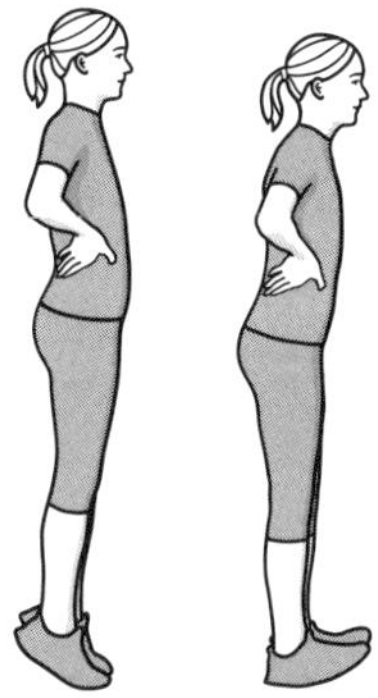

1 Fußwippe

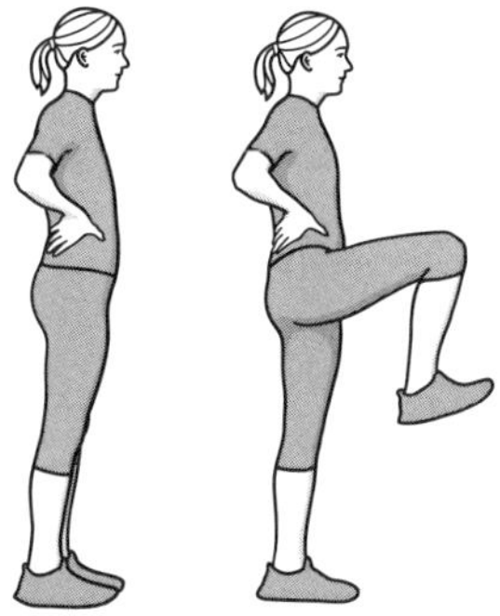

2 Knie heben

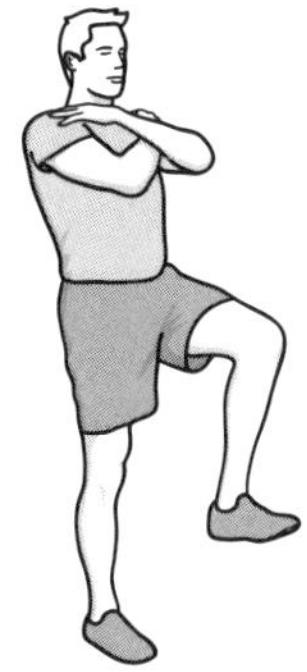

3 Einbeinstand

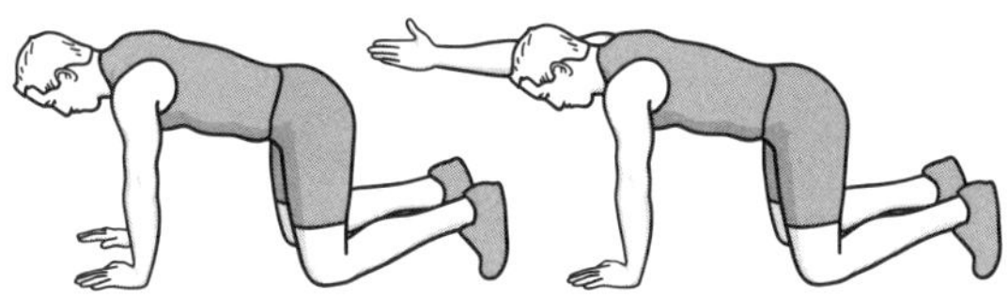

4 Bankstellung mit Armstrecken

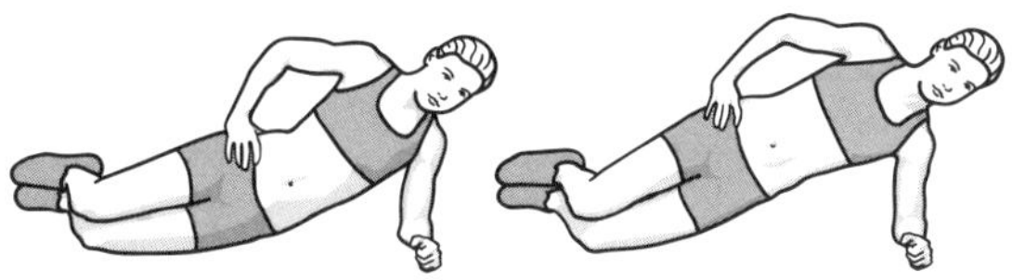

5 Seitstütz

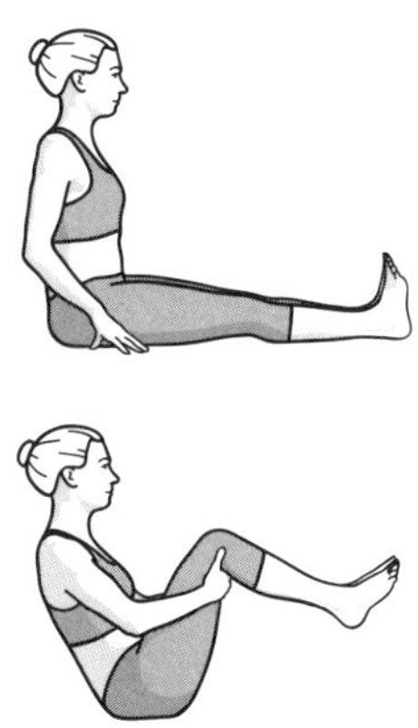

6 Boot

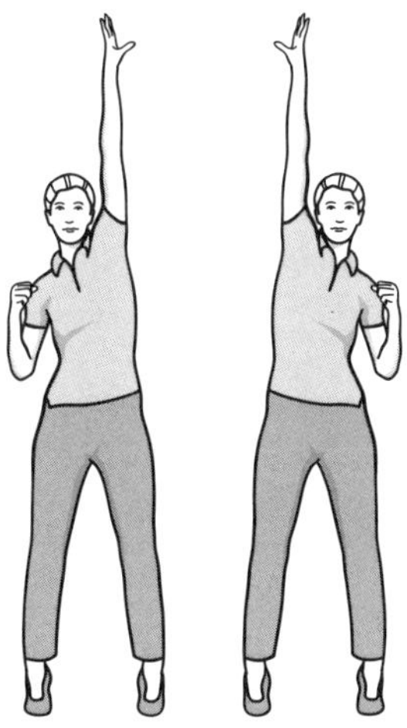

7 Räkeln

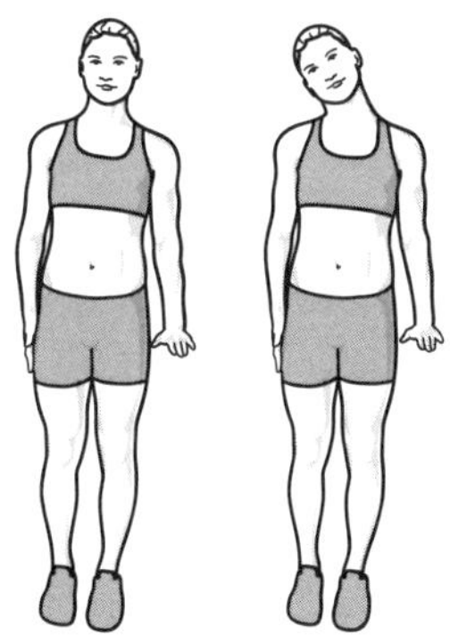

8 Nackendehnung im Stehen

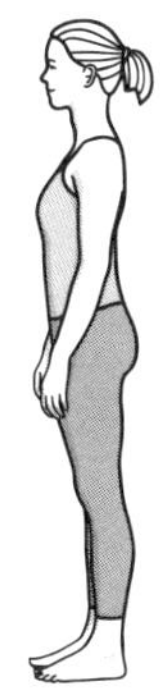

9 Aufrechte Haltung

25 Pilates-Planks für einen starken Kern und Rücken

1 **2** 3

Dauer: 17 Minuten

	Übungen	Wiederholungen/ Belastungszeit	Sätze	Seite
1	Armschwünge beidarmig	2 Min.	1	116
2	Plank-Variation	je 8–10 Wdh. pro Seite	2	129
3	Seitstütz	je 30 Sek. pro Seite	2	131
4	Plank umgekehrt	30 Sek.	2	129
5	Entspannung rechts/links	je 1 Min. pro Seite	1	140
6	Räkeln	1 Min.	1	118

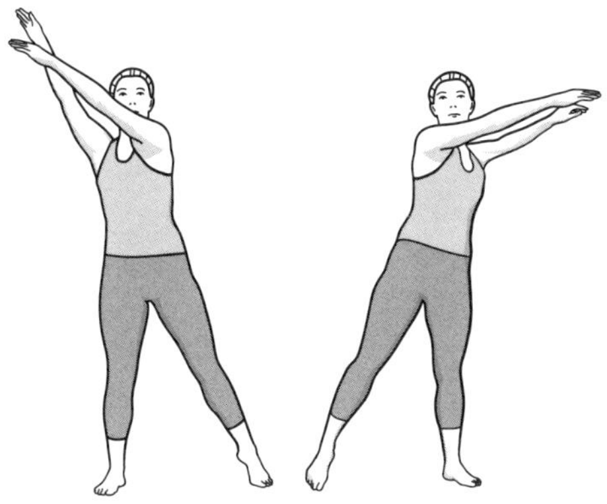

1 Armschwünge beidarmig

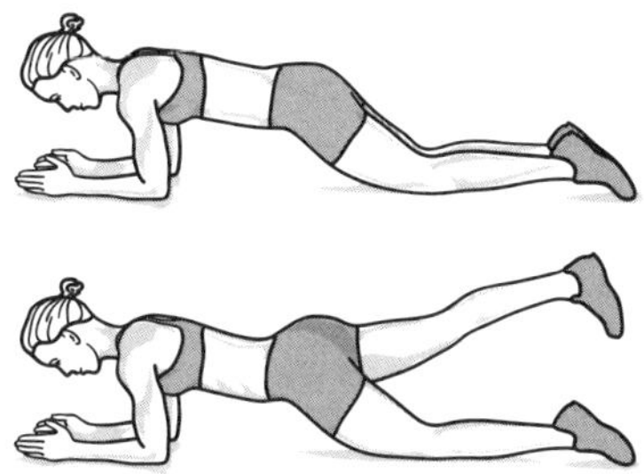

2 Plank-Variation

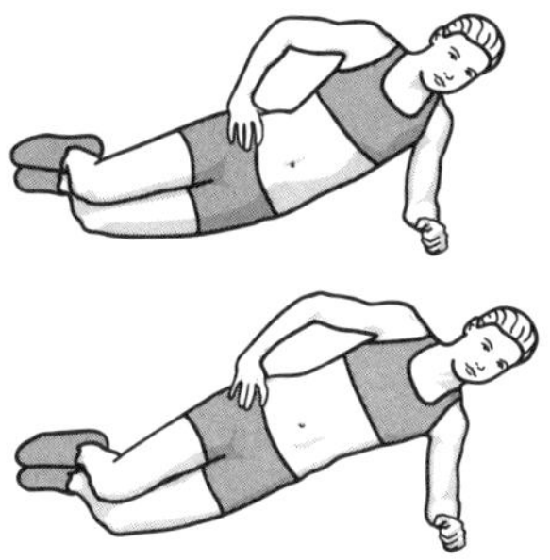

3 Seitstütz

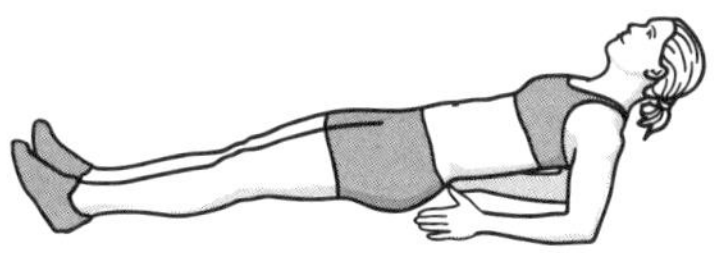

4 Plank umgekehrt

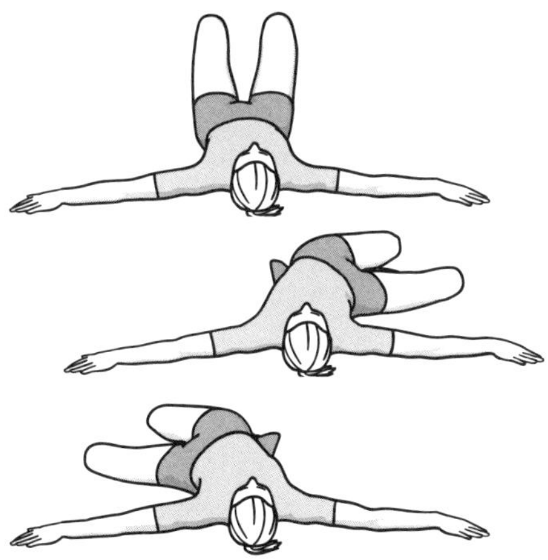

5 Entspannung rechts/links

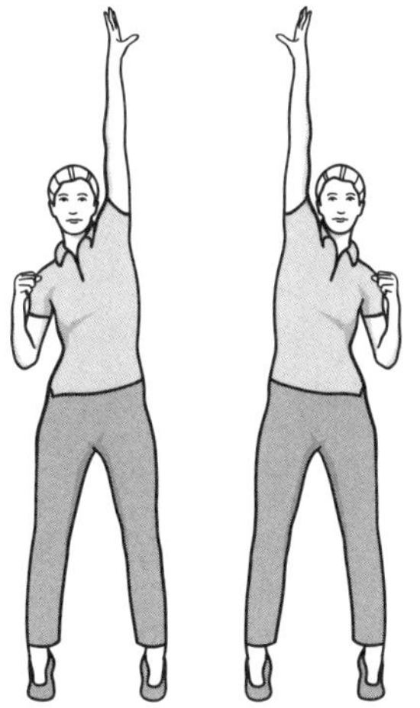

6 Räkeln

26 Cardio-Drills zur Verbesserung der Fitness

1 **2** 3

Dauer: 22 Minuten

	Übungen	Wiederholungen/ Belastungszeit	Sätze	Seite
1	Armschwünge	2 Min.	1	116
2	Gehen am Platz	1 Min.	3	120
3	Power Walk	30 Sek.	3	121
4	Gehen am Platz	1 Min.	3	120
5	Seilspringen	30 Sek.	3	122
6	Gehen am Platz	1 Min.	3	120
7	Knie zu Ellbogen	30 Sek.	3	117
8	Gehen am Platz	1 Min.	3	120
9	Kleine Sprünge	30 Sek.	3	121
10	Dehnung Beinrückseite	je 1 Min. pro Seite	1	136

Hinweis: Starten Sie nach der Aufwärmübung mit Gehen am Platz 1 Minute, dann Power Walk 30 Sekunden, und wiederholen Sie diese Abfolge 3-mal.

Anschließend führen Sie Gehen am Platz 1 Minute und Seilspringen 30 Sekunden aus und wiederholen Sie diese Abfolge 3-mal.

Jetzt folgt Gehen am Platz 1 Minute und Knie zu Ellbogen 30 Sekunden. Auch diese Abfolge wiederholen Sie 3-mal.

Abschließend Gehen am Platz 1 Minute und Kleine Sprünge 30 Sekunden ausführen und diese Abfolge 3-mal wiederholen. Danach folgt die Dehnung.

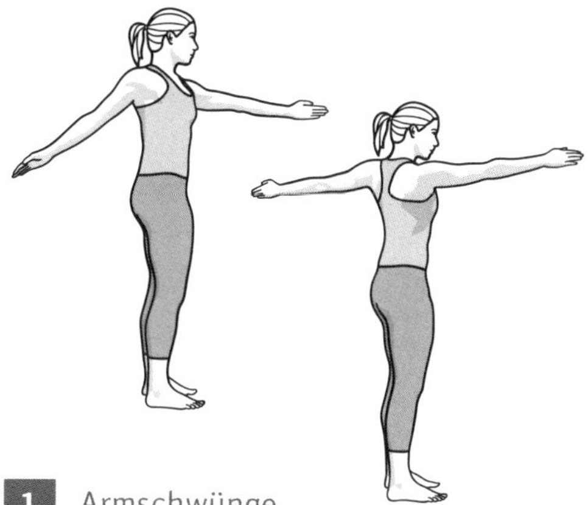

1 Armschwünge

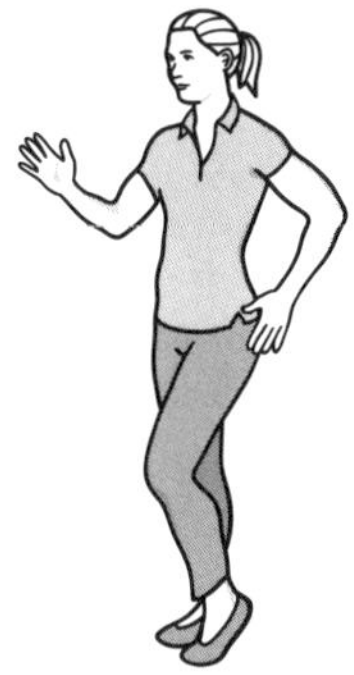

2 Gehen am Platz

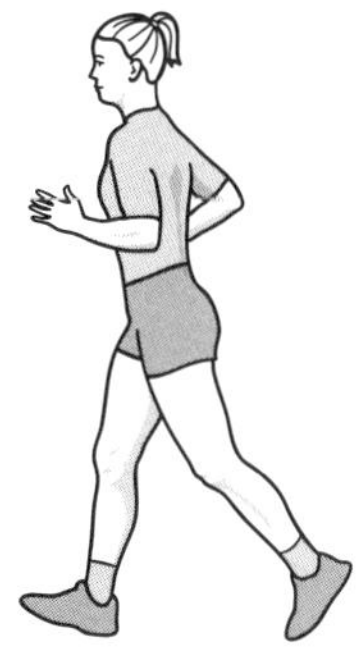

3 Power Walk

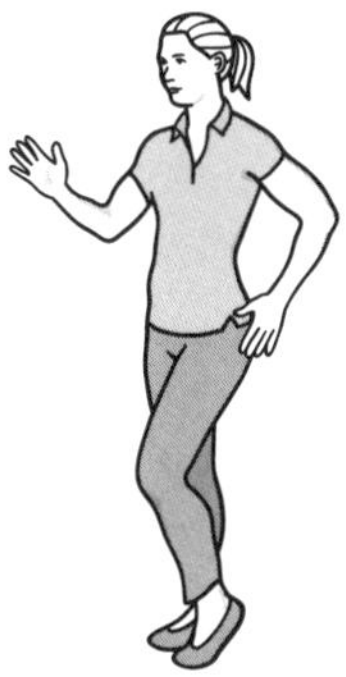

4 Gehen am Platz

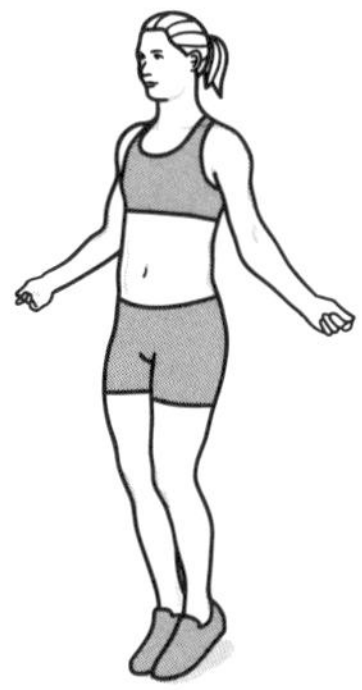

5 Seilspringen

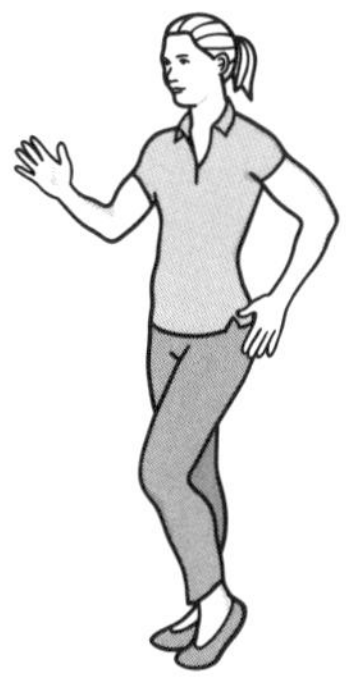

6 Gehen am Platz

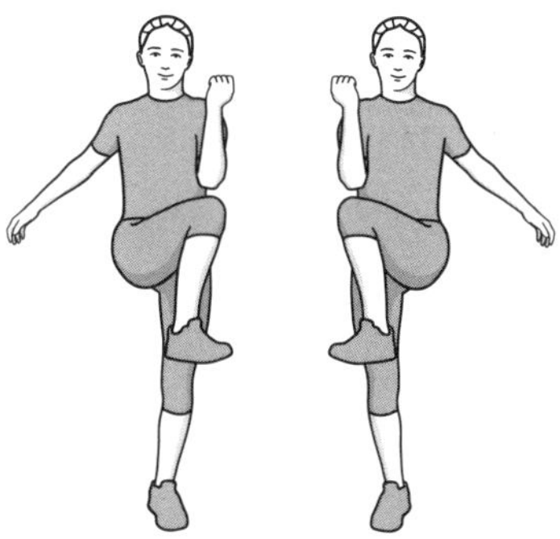

7 Knie zu Ellbogen

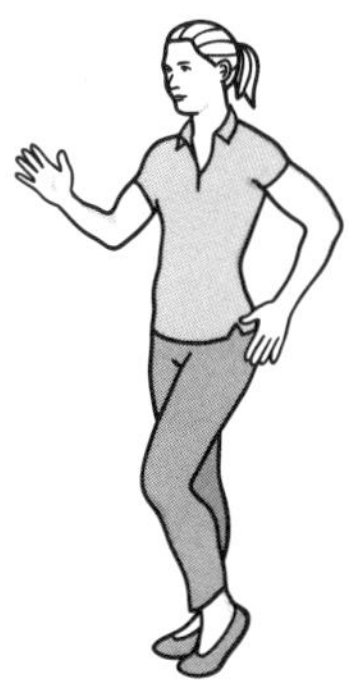

8 Gehen am Platz

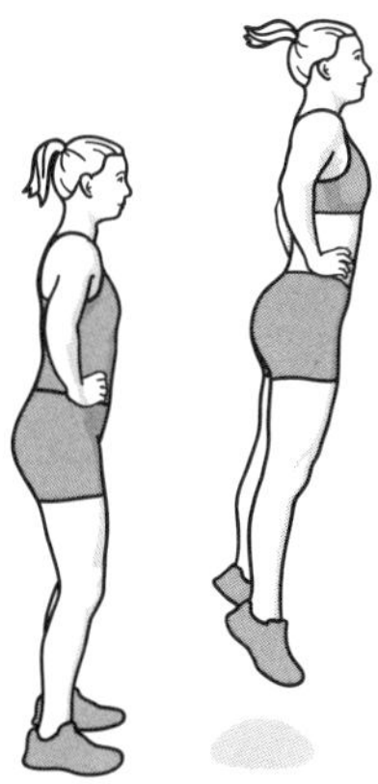

9 Kleine Sprünge

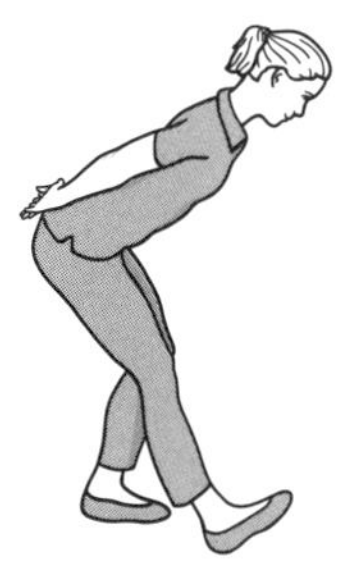

10 Dehnung Beinrückseite

27 Ganzkörperintervalle zur Verbesserung der Ausdauer

1 **2** 3

Dauer: 17 Minuten

	Übungen	Wiederholungen/ Belastungszeit	Sätze	Seite
1	Armschwünge beidarmig	1 Min.	1	116
2	Knie zu Ellbogen	1 Min.	1	117
3	Gehen plus Armbewegung	20 Sek.	4	120
4	Gehen am Platz	40 Sek.	4	120
5	Power Walk	20 Sek.	4	121
6	Gehen am Platz	40 Sek.	4	120
7	Kleine Sprünge	20 Sek.	4	121
8	Gehen am Platz	40 Sek.	4	120
9	Dehnung Beinrückseite	je 1 Min. pro Seite	1	136
10	Brustöffner	1 Min.	1	136

Hinweis: Starten Sie nach den beiden Aufwärmübungen mit Gehen plus Armbewegung 20 Sekunden, dann Gehen am Platz 40 Sekunden, und wiederholen Sie diese Abfolge 4-mal.

Dann führen Sie Power Walk 20 Sekunden und Gehen am Platz 40 Sekunden aus und wiederholen diese Abfolge 4-mal.

Dann folgen Kleine Sprünge 20 Sekunden und wieder Gehen am Platz 40 Sekunden. Wiederholen Sie diese Abfolge 4-mal. Danach folgen die Dehnung und der Brustöffner.

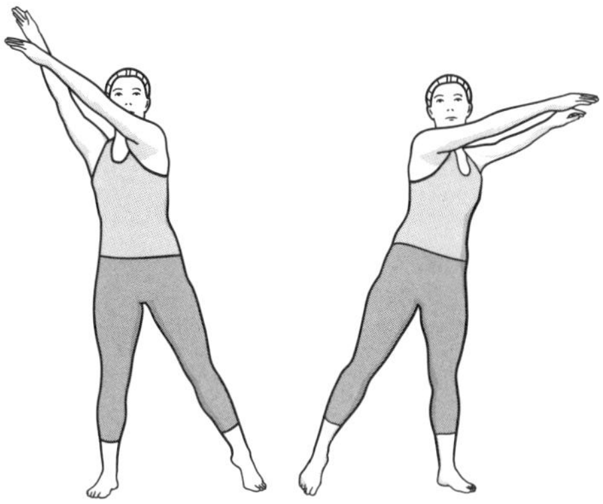

1 Armschwünge beidarmig

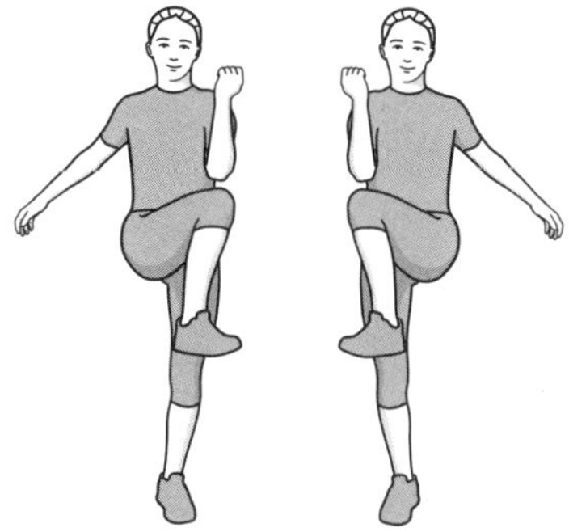

2 Knie zu Ellbogen

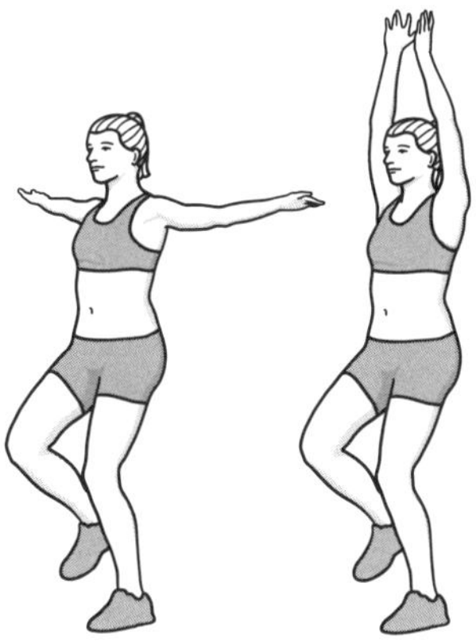

3 Gehen plus Armbewegung

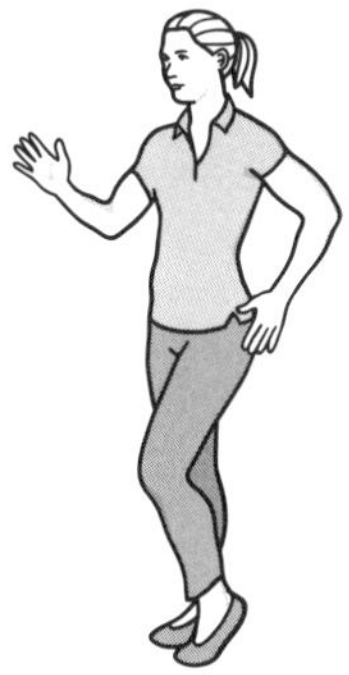

4 Gehen am Platz

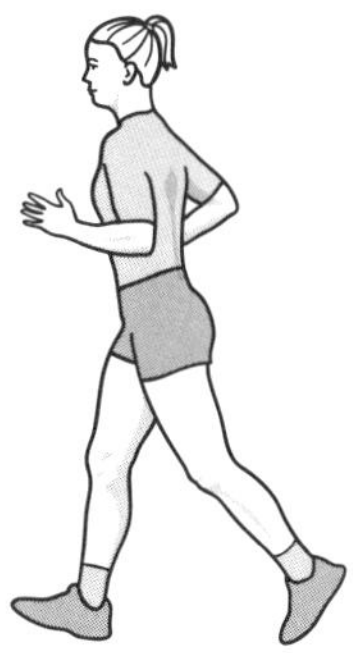

5 Power Walk

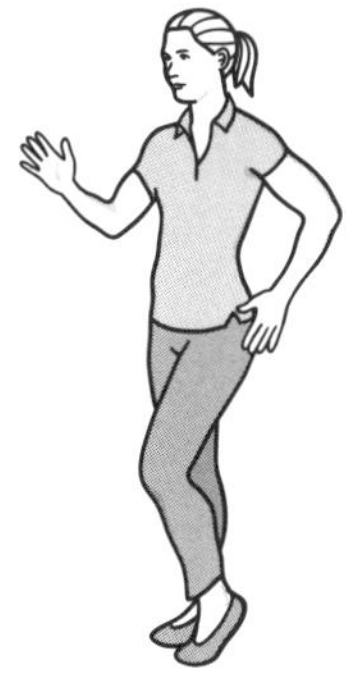

6 Gehen am Platz

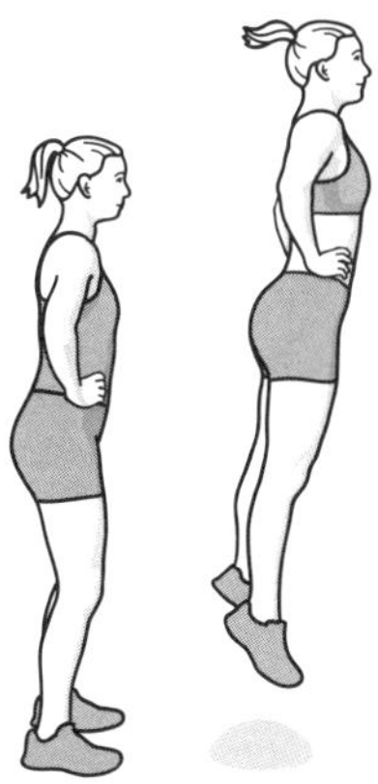

7 Kleine Sprünge

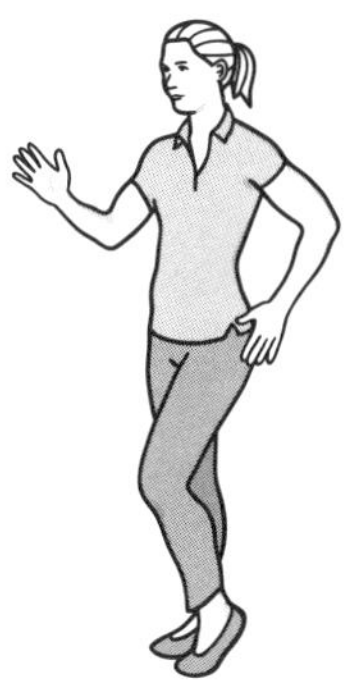

8 Gehen am Platz

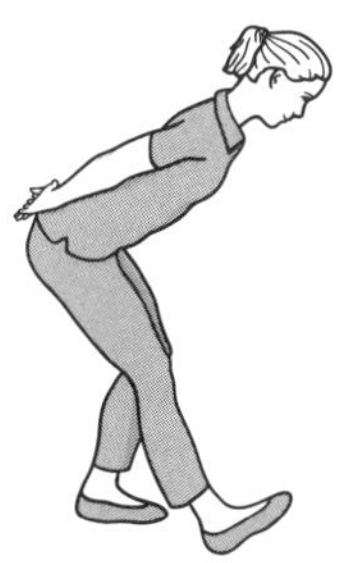

9 Dehnung Beinrückseite

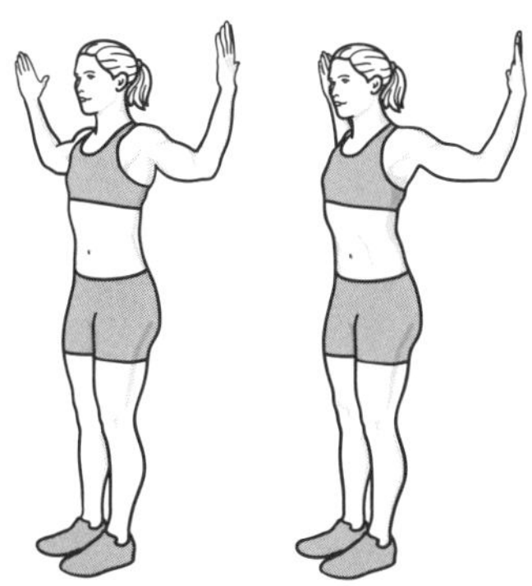

10 Brustöffner

28 Leichte Übungen mit Gewichten

1 **2** 3

Dauer: 20 Minuten

	Übungen	Wiederholungen/ Belastungszeit	Sätze	Seite
1	Armschwünge beidarmig	3 Min.	1	116
2	Rotation mit Gewicht	je 8–10 Wdh. pro Seite	2	130
3	Gewicht einseitig heben	je 8–10 Wdh. pro Seite	2	127
4	Rückenlage aufrichten mit Gewicht	je 8–10 Wdh. pro Seite	2	131
5	Rotation im Sitzen mit Gewicht	je 8–10 Wdh. pro Seite	2	130
6	Räkeln	1 Min.	1	118
7	Brustöffner	1 Min.	1	136

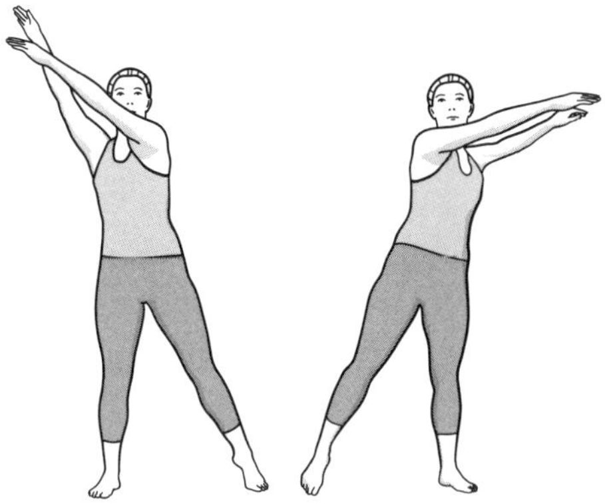

1 Armschwünge beidarmig

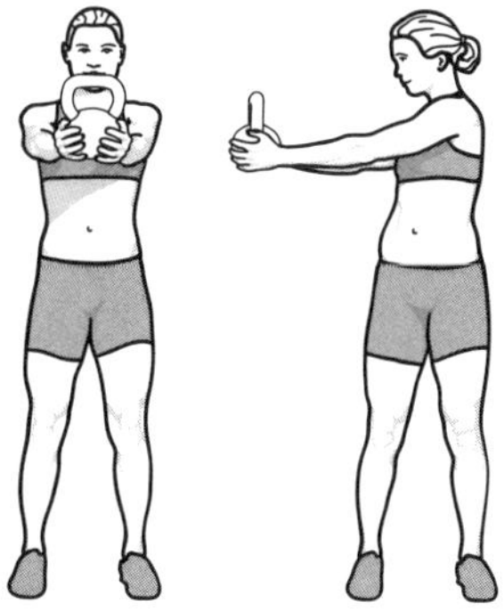

2 Rotation mit Gewicht

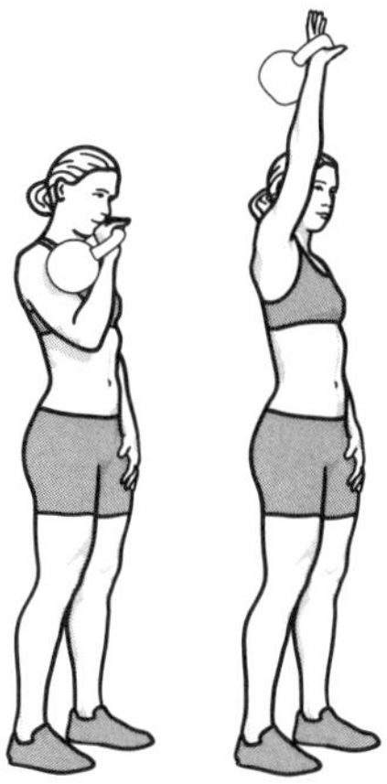

3 Gewicht einseitig heben

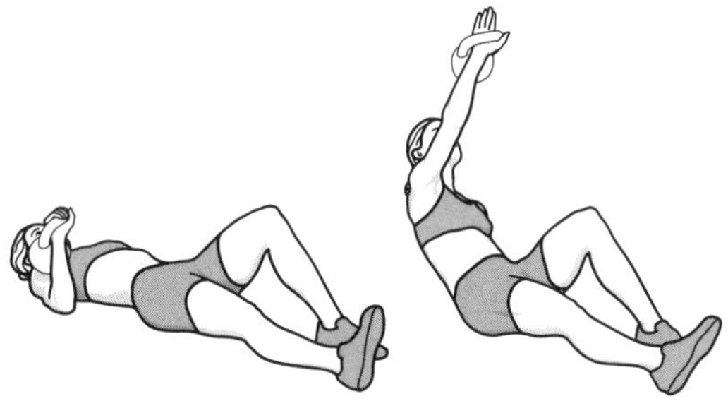

4 Rückenlage aufrichten mit Gewicht

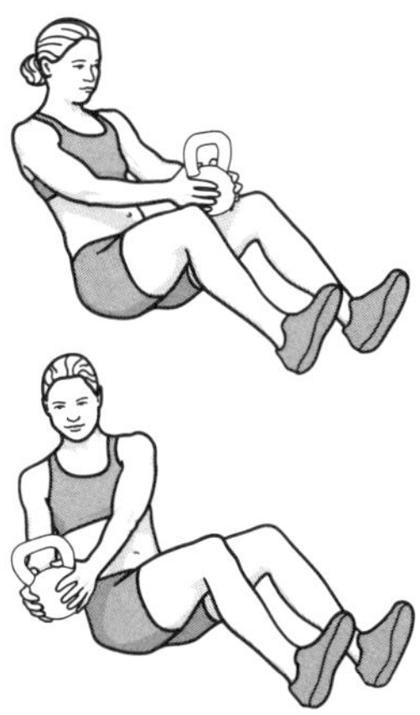

5 Rotation im Sitzen mit Gewicht

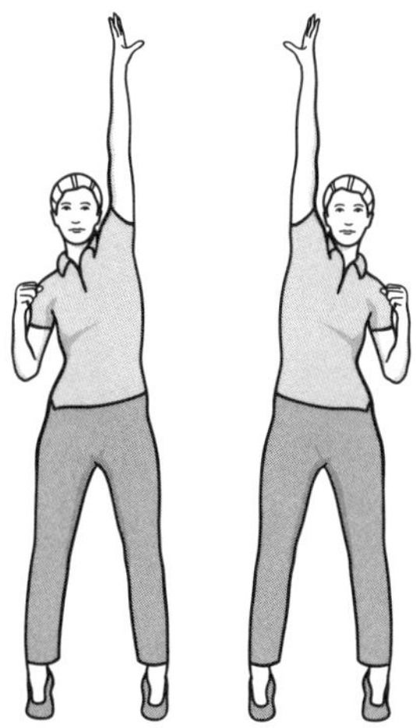

6 Räkeln

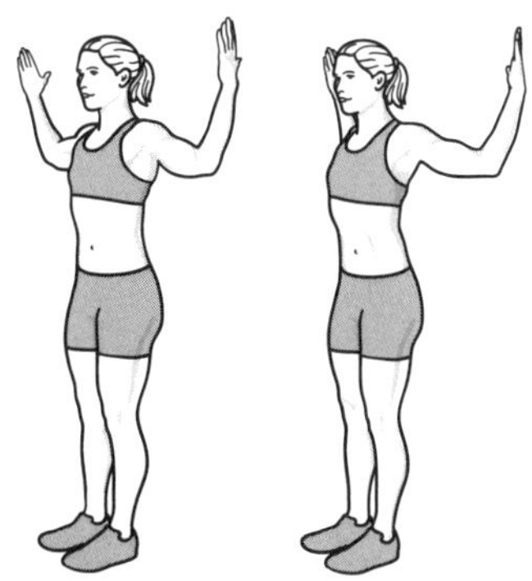

7 Brustöffner

29 Übungen zur Verbesserung der Körperstabilität

1 **2** 3

Dauer: 15 Minuten

	Übungen	Wiederholungen/ Belastungszeit	Sätze	Seite
1	Füße abrollen	1 Min.	1	120
2	Zehenstand	8–10 Wdh.	1	141
3	Knie heben	je 8–10 Wdh. pro Seite	1	118
4	Knie anziehen im Stehen	je 30 Sek. pro Seite	2	117
5	Plank-Variation	30 Sek.	2	129
6	Seitstütz	je 30 Sek. pro Seite	2	131
7	Brücke	10–15 Wdh.	2	135
8	Frosch	1 Min.	1	137
9	Hüftmobilisation	1 Min.	1	117
10	Aufrechte Haltung	1 Min.	1	140

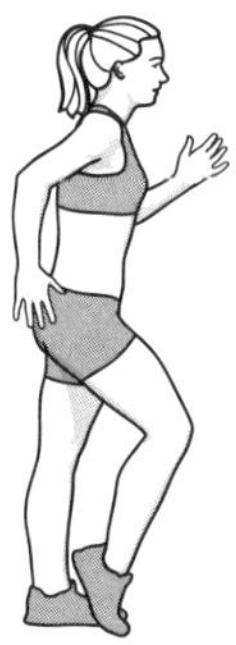

1 Füße abrollen

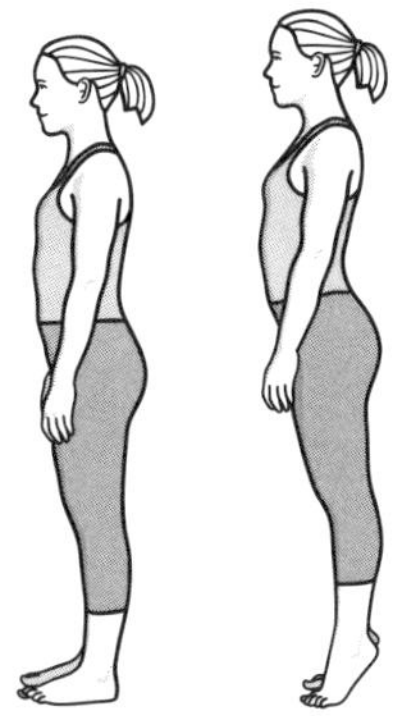

2 Zehenstand

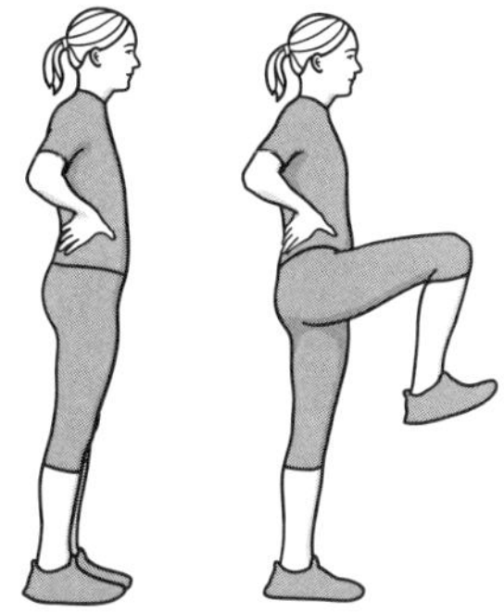

3 Knie heben

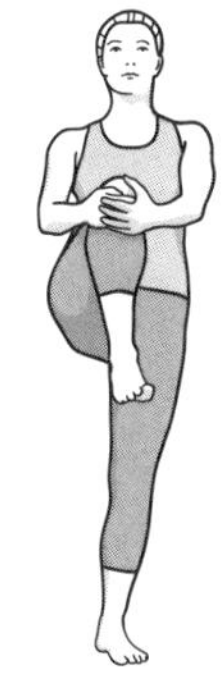

4 Knie anziehen im Stehen

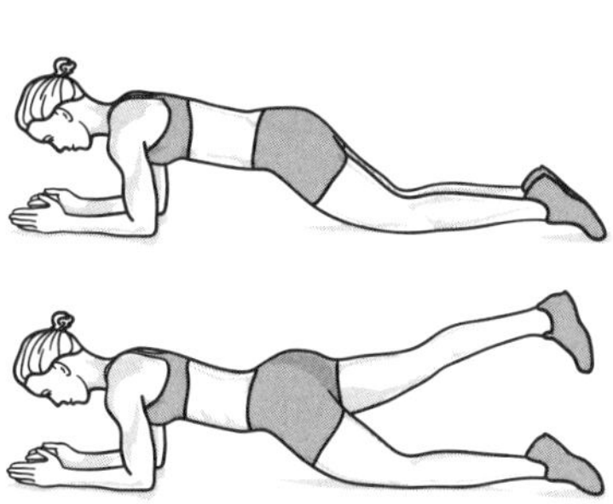

5 Plank-Variation

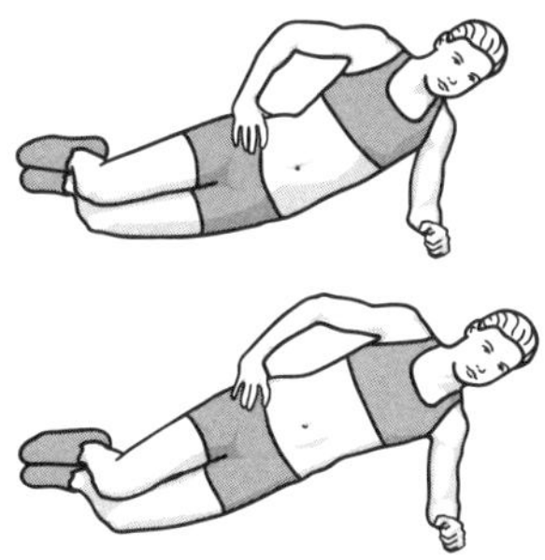

6 Seitstütz

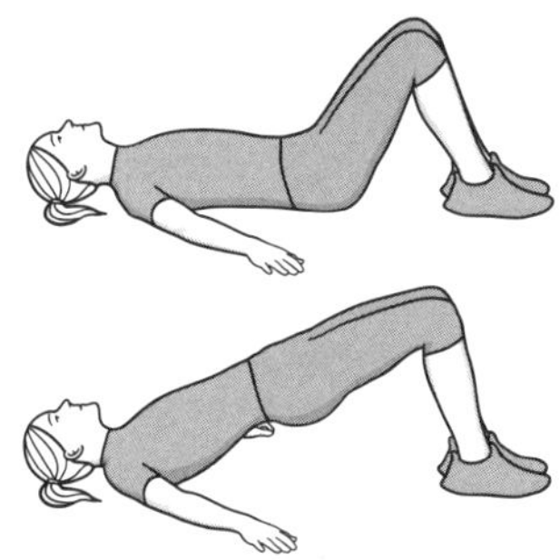

7 Brücke

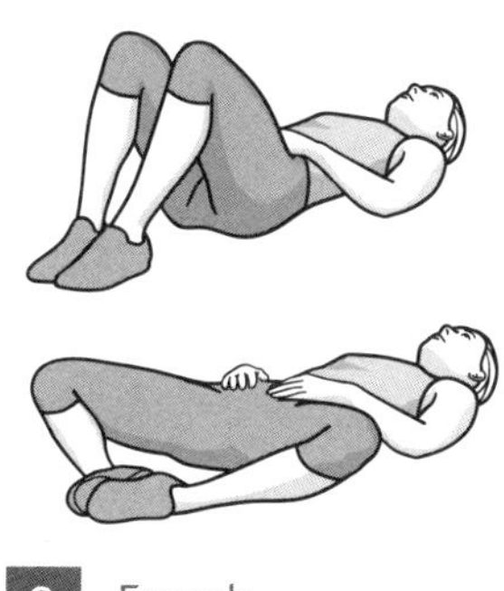

8 Frosch

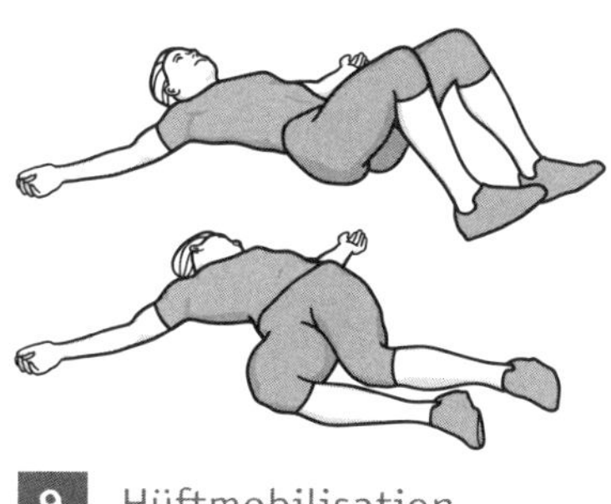

9 Hüftmobilisation

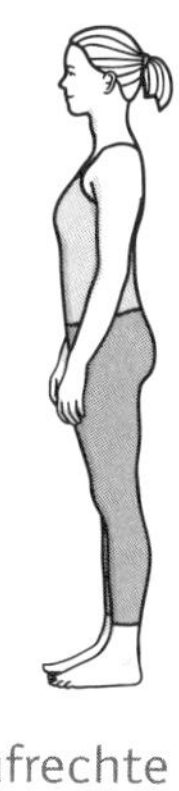

10 Aufrechte Haltung

30 Sanftes Ganzkörpertraining

1 2 3

Dauer: 30 Minuten

	Übungen	Wiederholungen/ Belastungszeit	Sätze	Seite
1	Armschwünge beidarmig	1 Min.	1	116
2	Knie zu Ellbogen	1 Min.	1	117
3	Kniebeuge	10–15 Wdh.	2	134
4	Bankstellung Arm und Bein strecken	je 8–10 Wdh. pro Seite	2	124
5	Plank-Variation	1 Min.	2	129
6	Muschel im Seitstütz	je 10–15 Wdh. pro Seite	2	135
7	Brücke	15–20 Wdh.	2	135
8	Criss Cross	je 10–15 Wdh. pro Seite	2	127
9	Frosch	1 Min.	1	137
10	Dehnung Hüftbeuger	je 1 Min. pro Seite	1	136

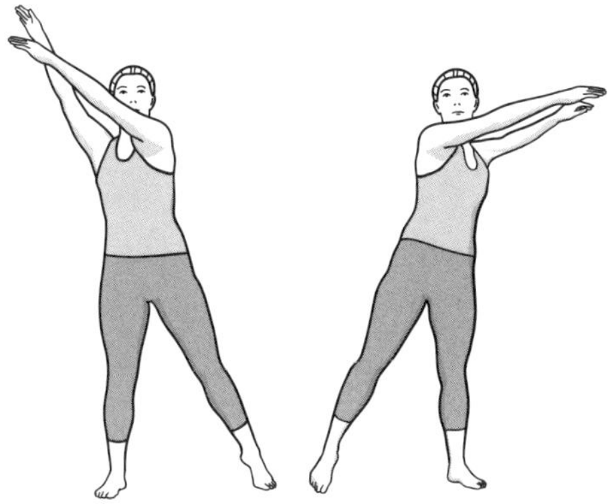

1 Armschwünge beidarmig

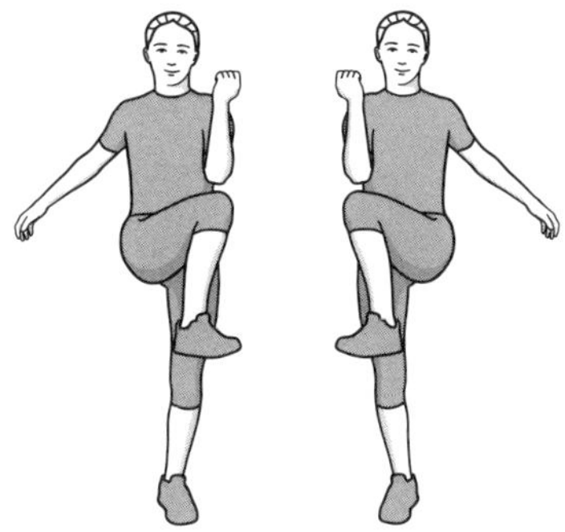

2 Knie zu Ellbogen

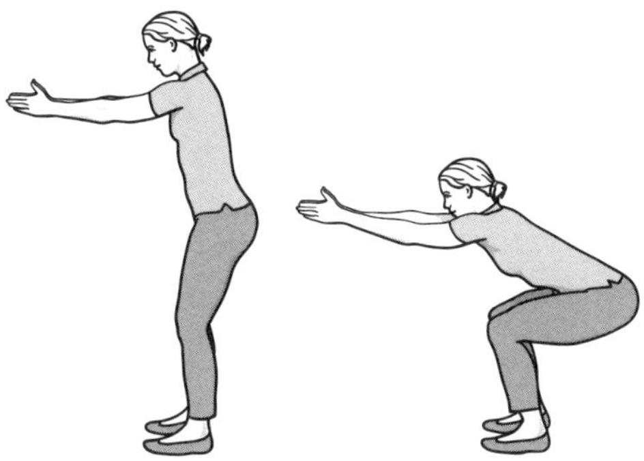

3 Kniebeuge

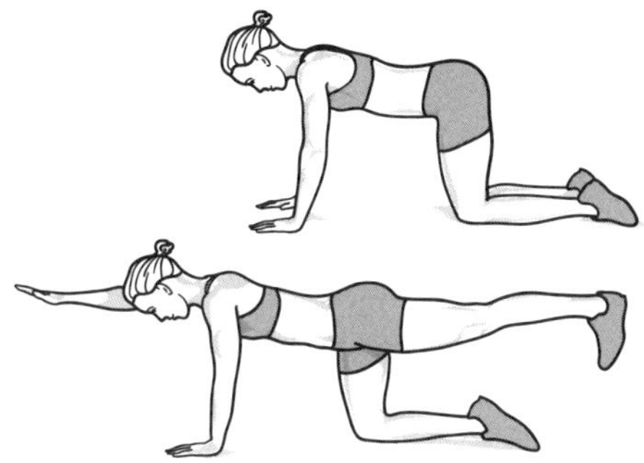

4 Bankstellung Arm und Bein strecken

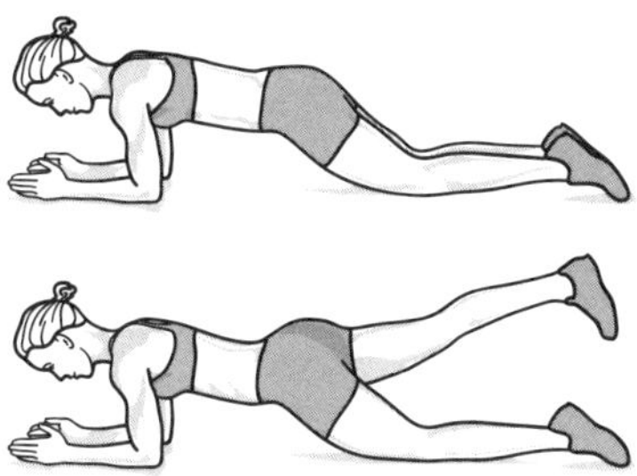

5 Plank-Variation

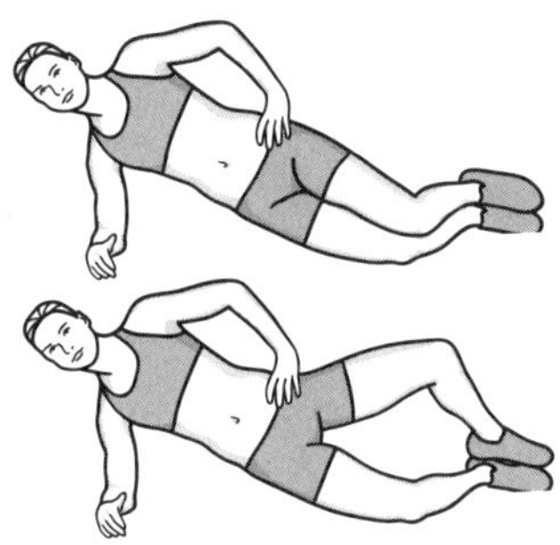

6 Muschel im Seitstütz

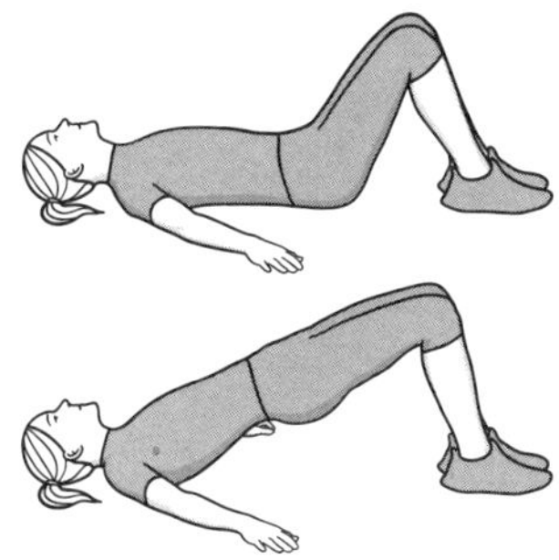

7 Brücke

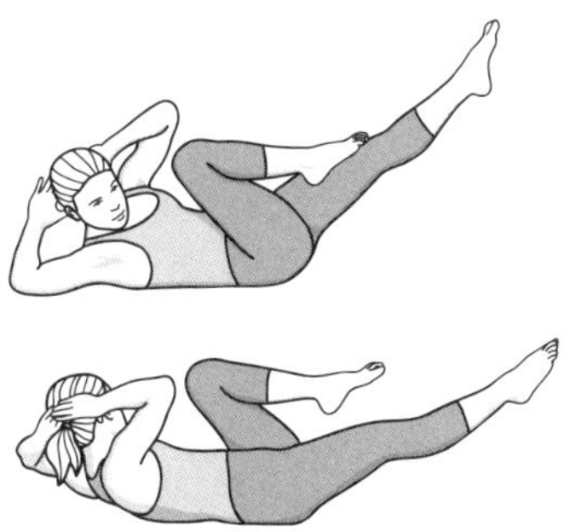

8 Criss Cross

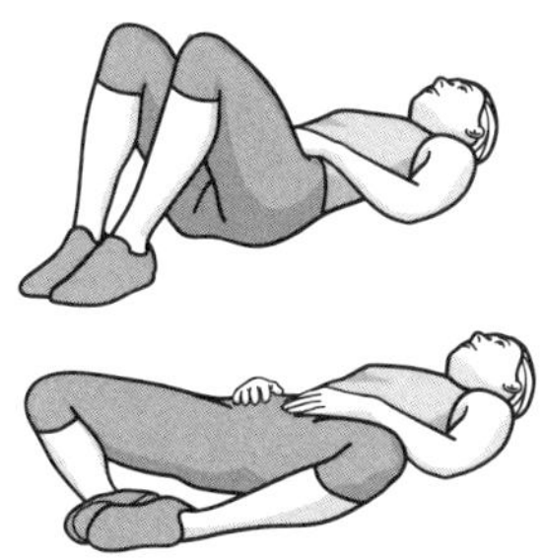

9 Frosch

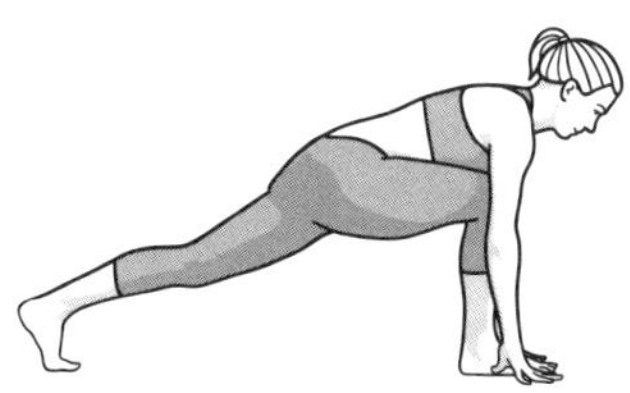

10 Dehnung Hüftbeuger

31 Ganzkörperbalance und Flexibilität

1 **2** 3

Dauer: 12 Minuten

	Übungen	Wiederholungen/ Belastungszeit	Sätze	Seite
1	Fußwippe	1 Min.	1	116
2	Rotation im Stehen	1 Min.	1	119
3	Seitneigung im Stehen	1 Min.	1	132
4	Katze-Kuh im Stehen	1 Min.	1	119
5	Knie anziehen im Stehen	je 30 Sek. pro Seite	2	117
6	Dehnung Oberschenkelvorderseite	je 30 Sek. pro Seite	2	137
7	Rotation im Ausfallschritt	je 30 Sek. pro Seite	2	119
8	Zehenstand	30 Sek.	2	141
9	Aufrechte Haltung	30 Sek.	1	140

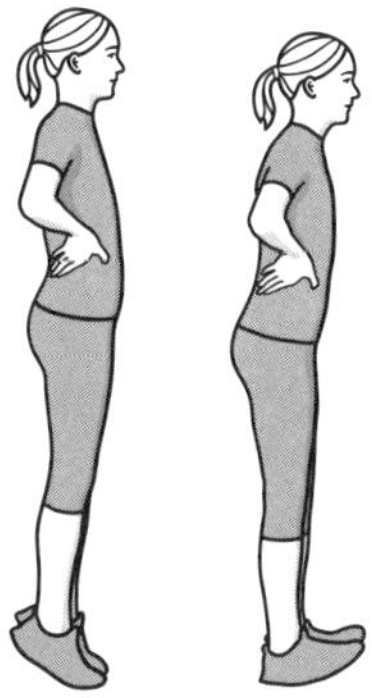

1 Fußwippe

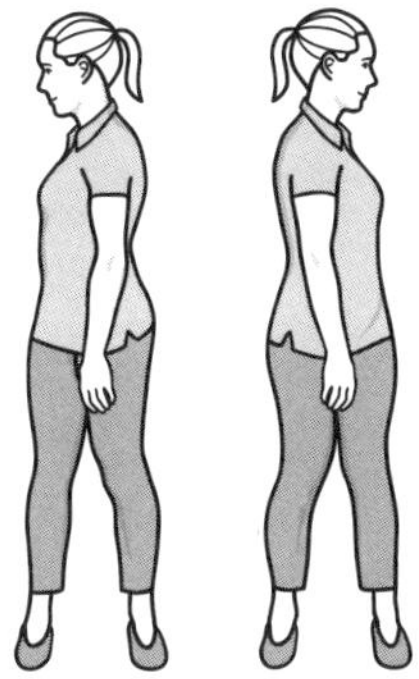

2 Rotation im Stehen

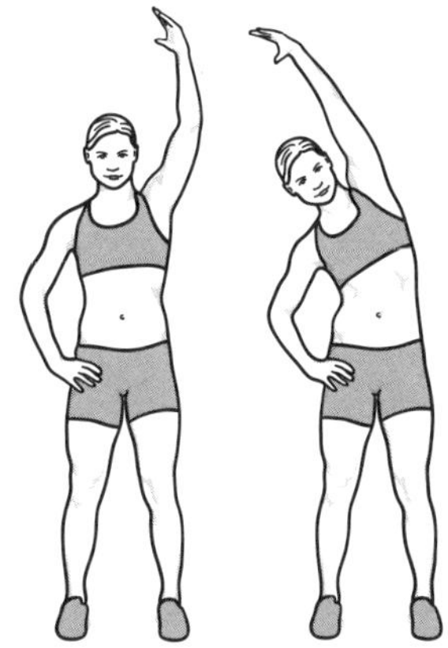

3 Seitneigung im Stehen

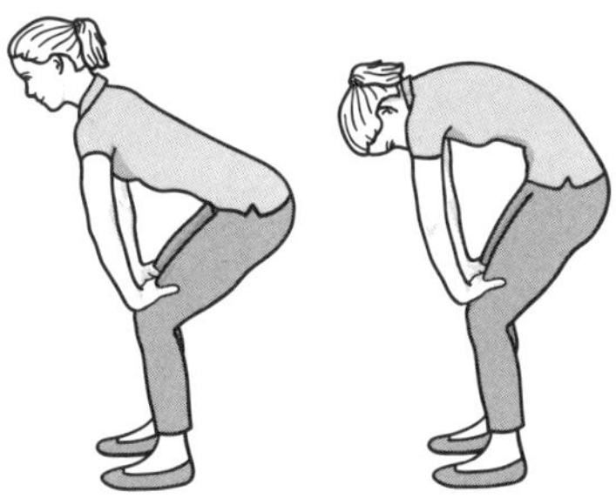

4 Katze–Kuh im Stehen

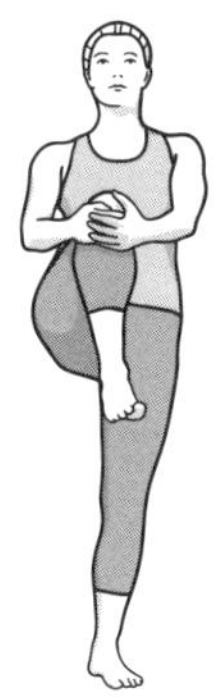

5 Knie anziehen im Stehen

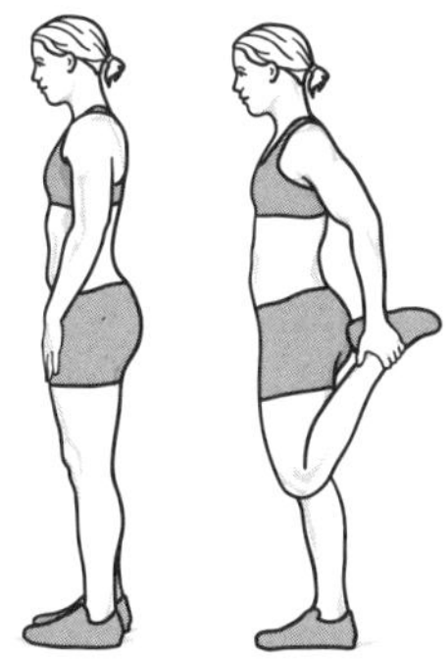

6 Dehnung Oberschenkelvorderseite

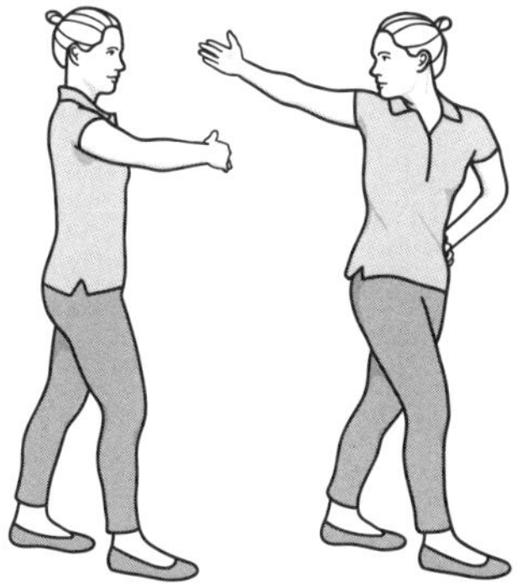

7 Rotation im Ausfallschritt

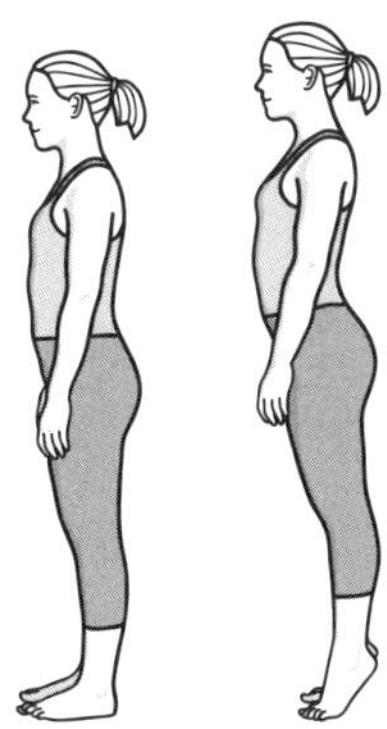

8 Zehenstand

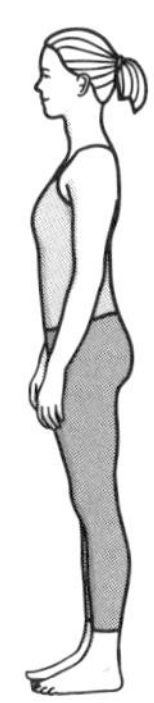

9 Aufrechte Haltung

32 Grundlegende Übungen zur Verbesserung von Kraft und Ausdauer

1 **2** 3

Dauer: 18 Minuten

	Übungen	Wiederholungen/ Belastungszeit	Sätze	Seite
1	Füße abrollen	2 Min.	1	120
2	Power Walk	2 Min.	1	121
3	Kniebeuge	1 Min.	2	134
4	Power Walk	1 Min.	2	121
5	Kleine Sprünge	1 Min.	2	121
6	Power Walk	1 Min.	2	121
7	Ausfallschritt	1 Min.	2	134
8	Dehnung Oberschenkelvorderseite	je 1 Min. pro Seite	1	137
9	Dehnung Beinrückseite	je 1 Min. pro Seite	1	136

Hinweis: Starten Sie nach den beiden Aufwärmübungen mit Kniebeuge 1 Minute, dann Power Walk 1 Minute, und wiederholen Sie diese Abfolge 2-mal.

Danach folgen die Übungen Kleine Sprünge 1 Minute, Power Walk 1 Minute und Ausfallschritt 1 Minute, wobei Sie diese Abfolge 2-mal wiederholen. Abschließend führen Sie die Dehnübungen durch.

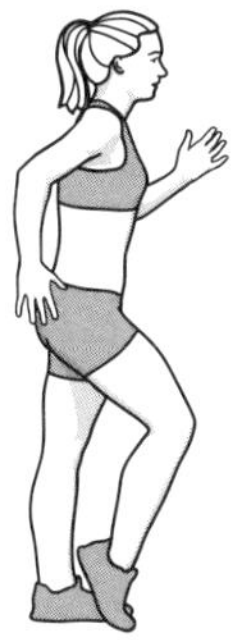

1 Füße abrollen

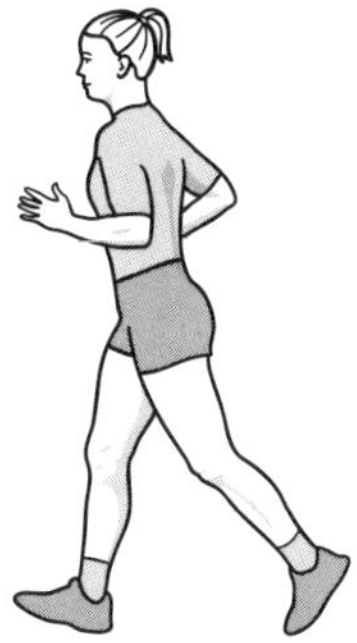

2 Power Walk

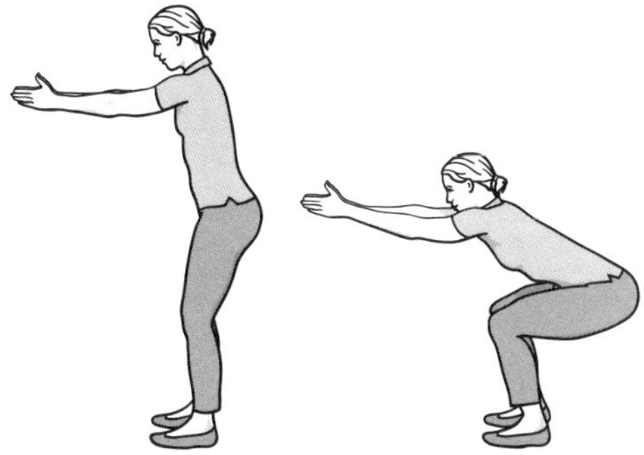

3 Kniebeuge

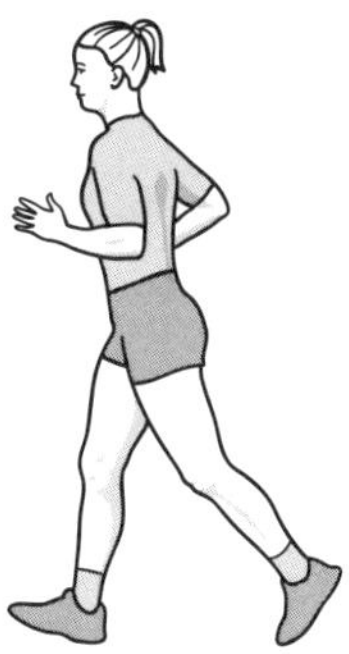

4 Power Walk

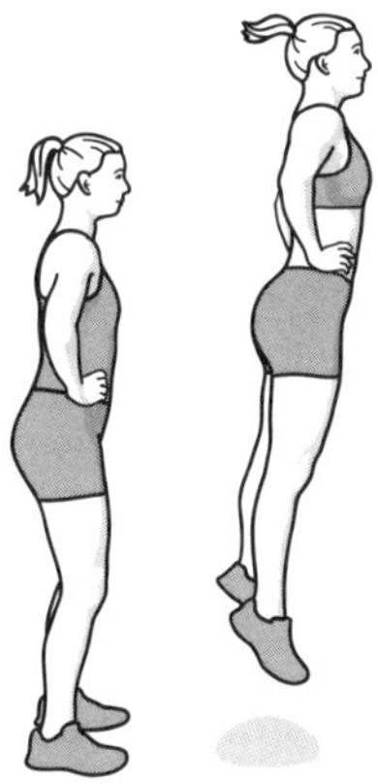

5 Kleine Sprünge

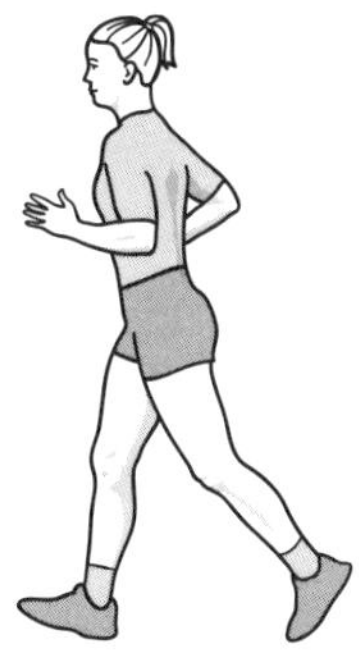

6 Power Walk

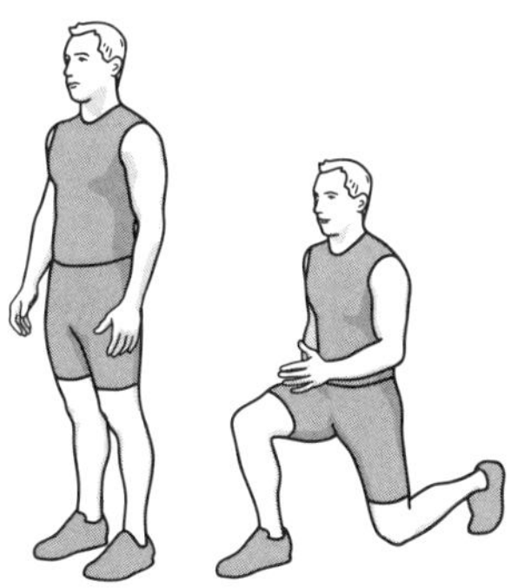

7 Ausfallschritt

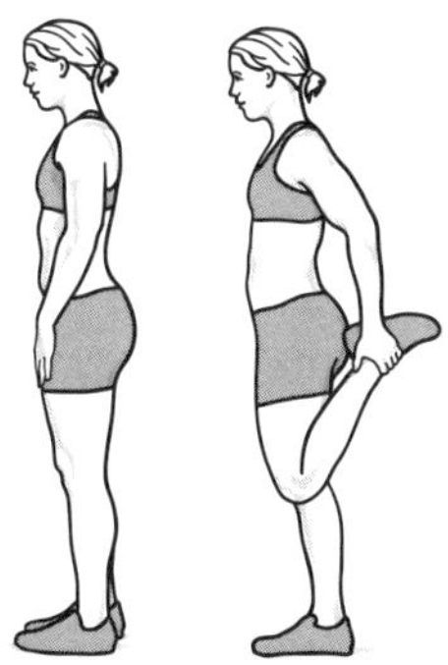

8 Dehnung Oberschenkelvorderseite

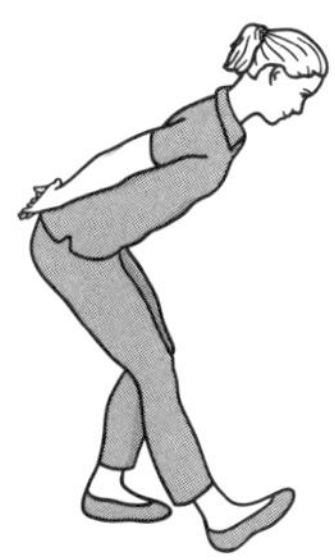

9 Dehnung Beinrückseite

33 Fortgeschrittenes Kardiotraining

1 2 3

Dauer: 30 Minuten

	Übungen	Wiederholungen/ Belastungszeit	Sätze	Seite
1	Knie zu Ellbogen	2 Min.	1	117
2	Gehen am Platz	2 Min.	3	120
3	Laufen am Platz	8 Min.	3	121
4	Dehnung Beinrückseite	je 1 Min. pro Seite	1	136
5	Dehnung Oberschenkelvorderseite	je 1 Min. pro Seite	1	137

Hinweis: Starten Sie nach der Aufwärmübung mit Gehen am Platz 2 Minuten, dann Laufen am Platz 8 Minuten, und wiederholen Sie diese Abfolge 3-mal. Danach folgen die Dehnübungen.

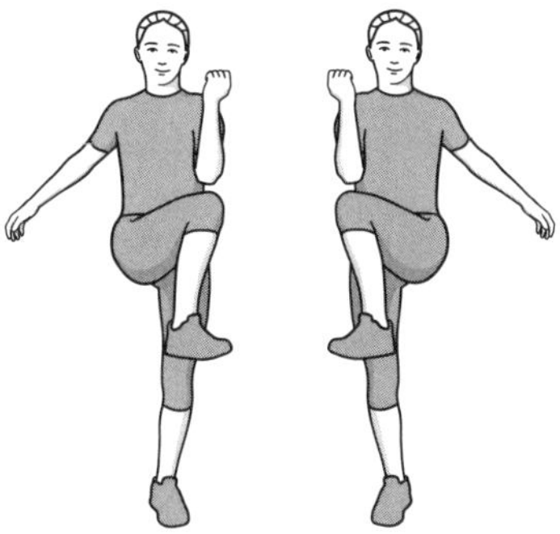

1 Knie zu Ellbogen

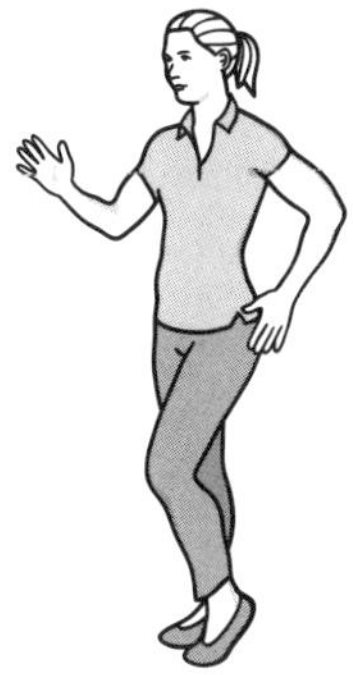

2 Gehen am Platz

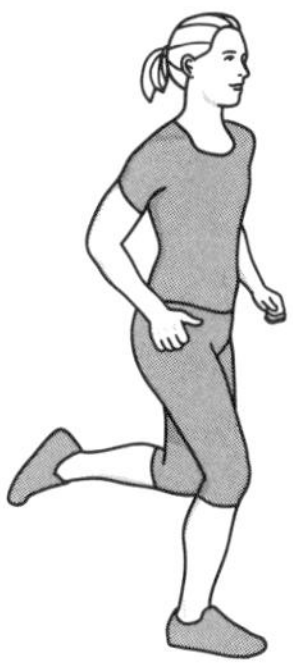

3 Laufen am Platz

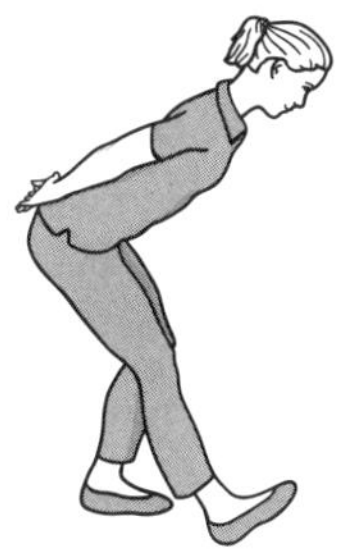

4 Dehnung Beinrückseite

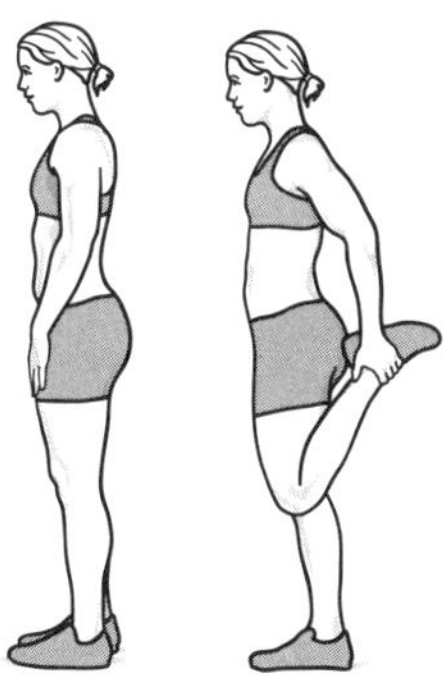

5 Dehnung Oberschenkelvorderseite

34 Intensives Bauchtraining

1 2 3

Dauer: 20 Minuten

	Übungen	Wiederholungen/ Belastungszeit	Sätze	Seite
1	Räkeln	2 Min.	1	118
2	Krabbeln	30 Sek.	1	128
3	Seitstütz	je 30 Sek. pro Seite	1	131
4	Rolling like a Ball	8–10 Wdh.	1	118
5	Bauch schräg mit gestrecktem Bein	je 8–10 Wdh. pro Seite	1	125
6	Unterer Bauch	8–10 Wdh.	1	133
7	Hüftmobilisation	1 Min.	1	117
8	Drehsitz	je 1 Min. pro Seite	1	139
9	Bauchstretch	je 1 Min. pro Seite	1	136

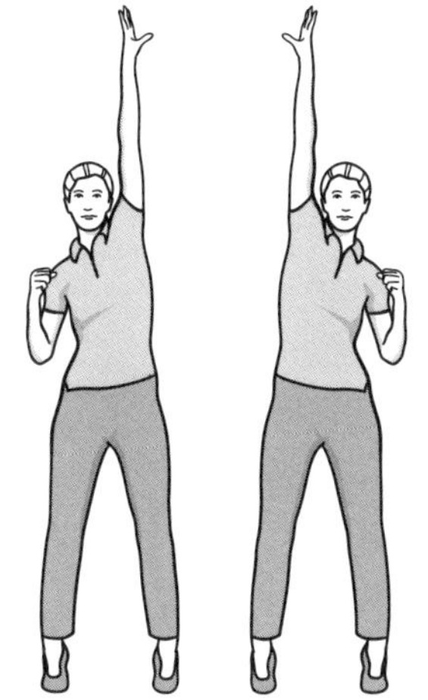

1 Räkeln

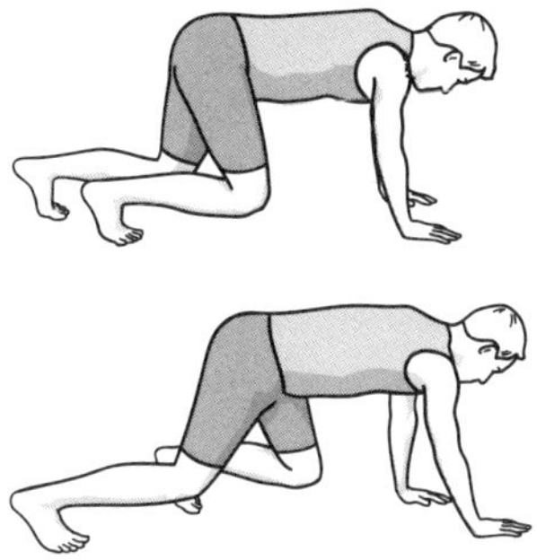

2 Krabbeln

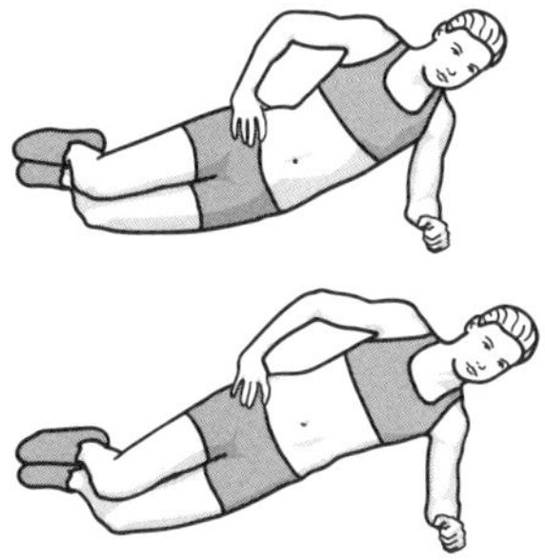

3 Seitstütz

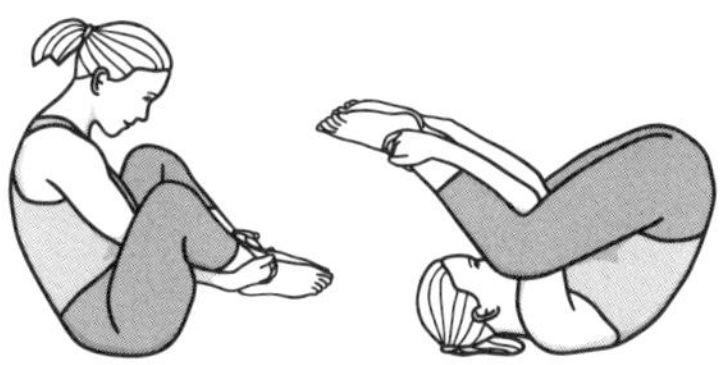

4 Rolling like a Ball

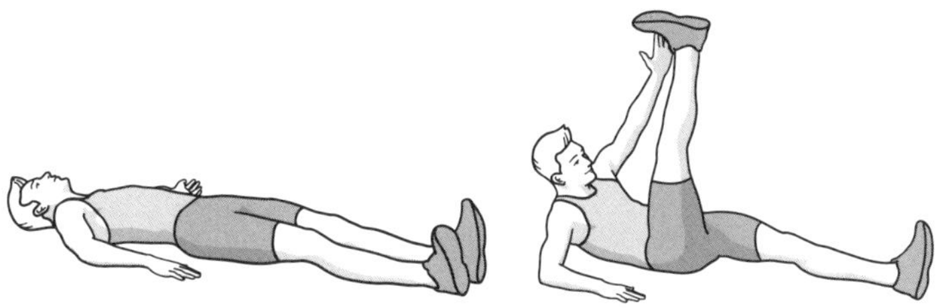

5 Bauch schräg mit gestrecktem Bein

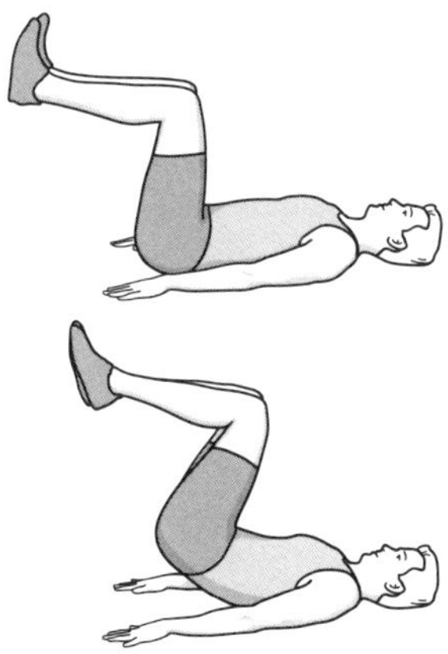

6 Unterer Bauch

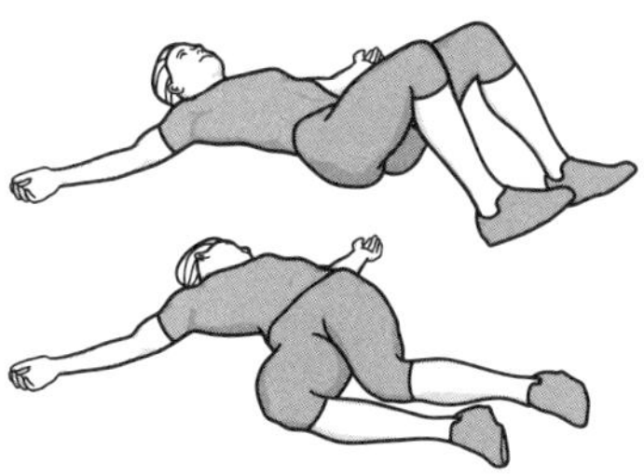

7 Hüftmobilisation

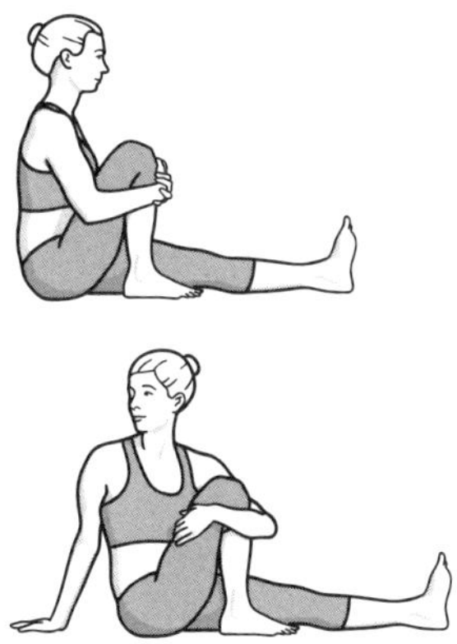

8 Drehsitz

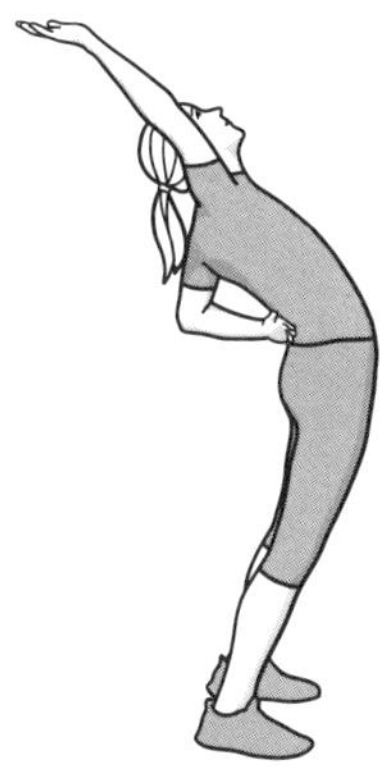

9 Bauchstretch

35 Fortgeschrittenes Stretching

1 2 3

Dauer: 25 Minuten

	Übungen	Wiederholungen/ Belastungszeit	Sätze	Seite
1	Räkeln	2 Min.	1	118
2	Herabschauender Hund	2 Min.	1	137
3	Dehnung Hüftbeuger	je 2 Min. pro Seite	1	136
4	Dehnung Oberschenkelrückseite	je 2 Min. pro Seite	1	137
5	Drehsitz	je 2 Min. pro Seite	1	139
6	Krokodil	je 2 Min. pro Seite	1	139
7	Frosch	2 Min.	1	137
8	Entspannung in Rückenlage	3 Min.	1	140

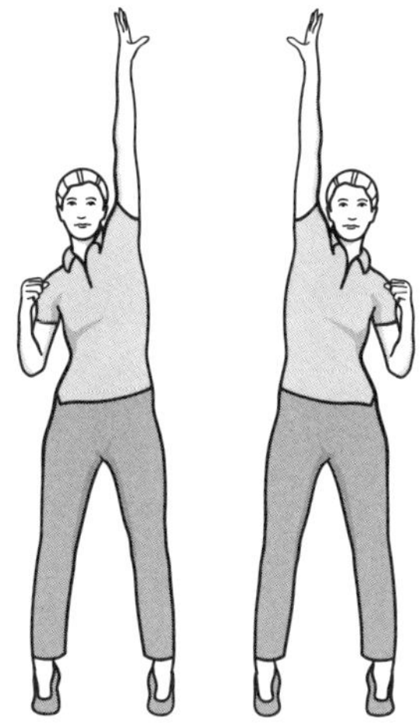

1 Räkeln

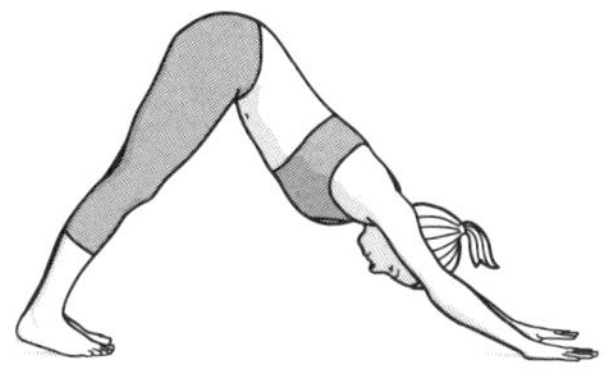

2 Herabschauender Hund

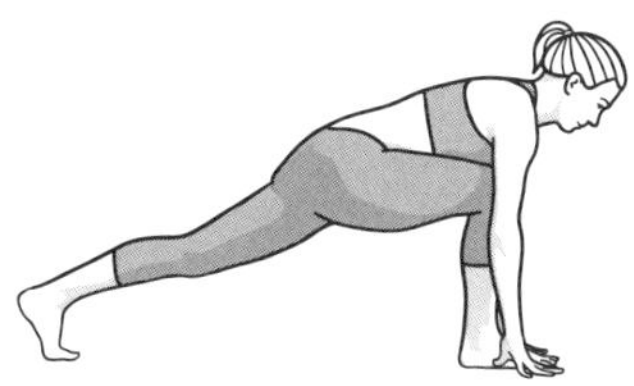

3 Dehnung Hüftbeuger

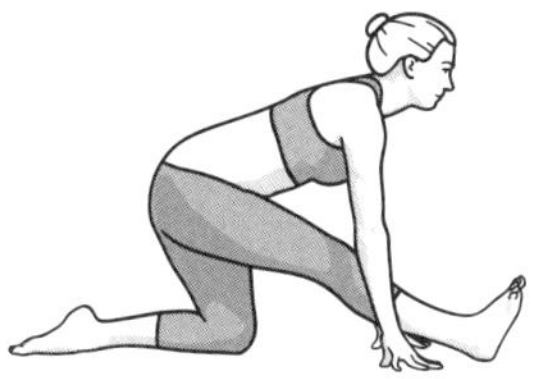

4 Dehnung Oberschenkelrückseite

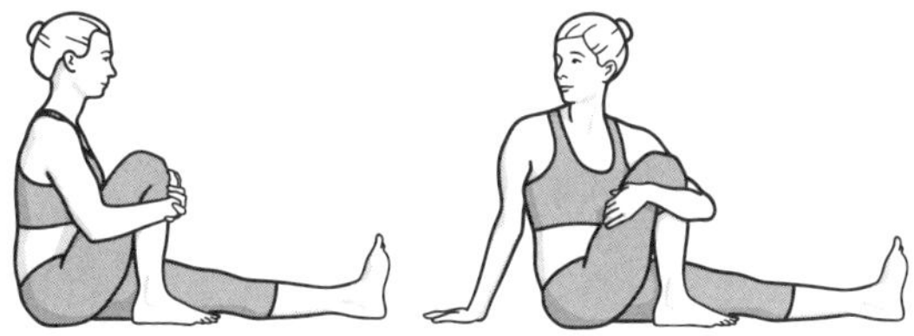

5 Drehsitz

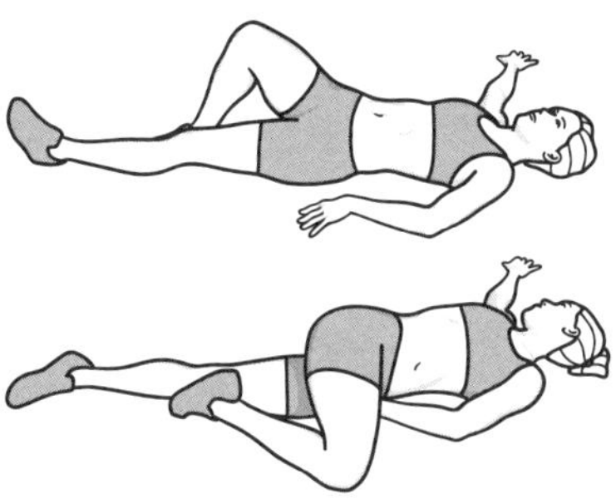

6 Krokodil

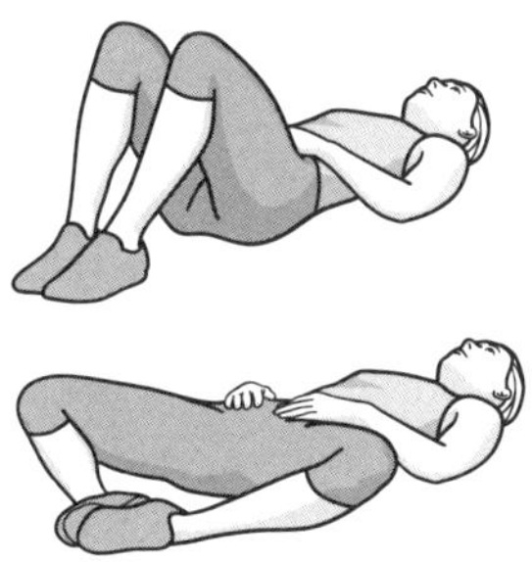

7 Frosch

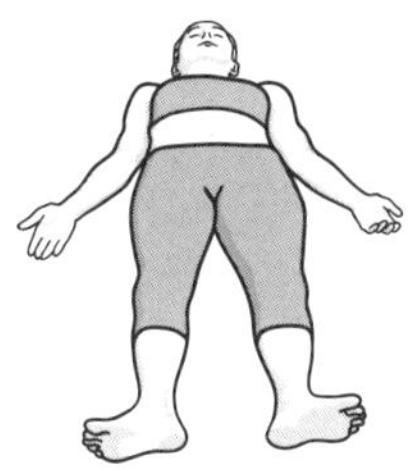

8 Entspannung in Rückenlage

36 Fortgeschrittenes Bauchtraining

1 **2** 3

Dauer: 15 Minuten

	Übungen	Wiederholungen/ Belastungszeit	Sätze	Seite
1	Rücken rund gerade im Sitzen	10–15 Wdh.	1	119
2	Schräge Bauchmuskulatur	1 Min.	2	131
3	Beinpendel	1 Min.	2	126
4	Rolling like a Ball	8–10 Wdh.	2	118
5	Seitstütz	je 30 Sek. pro Seite	2	131
6	Krabbeln	30 Sek.	2	128
7	Kobra	1 Min.	1	138

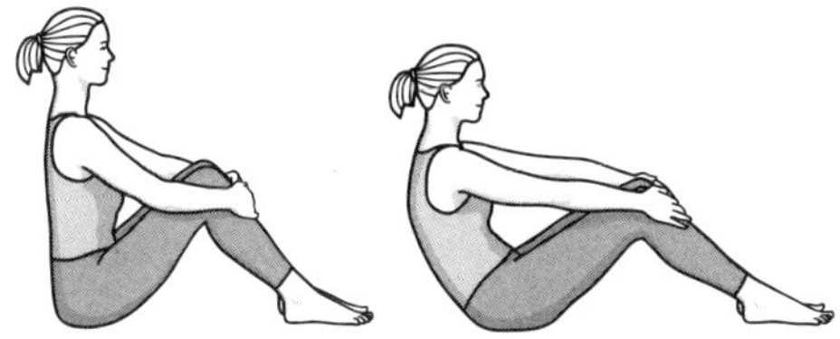

1 Rücken rund gerade im Sitzen

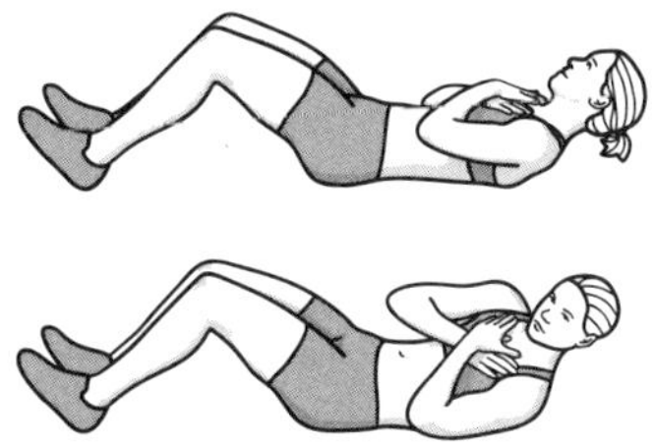

2 Schräge Bauchmuskulatur

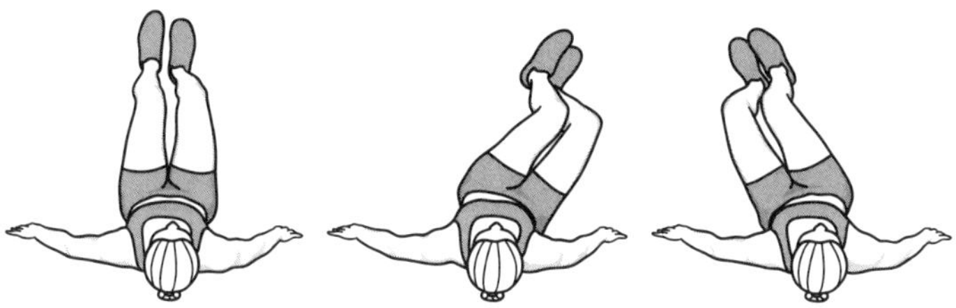

3 Beinpendel

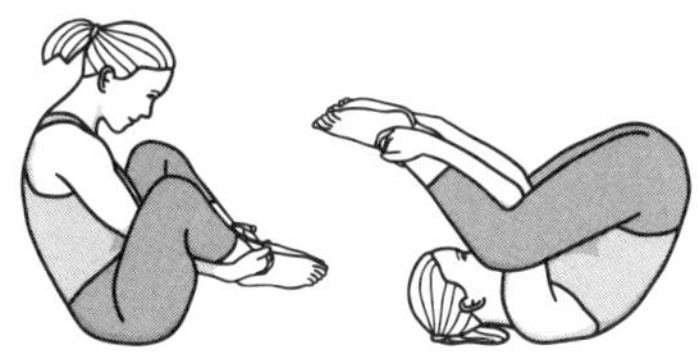

4 Rolling like a Ball

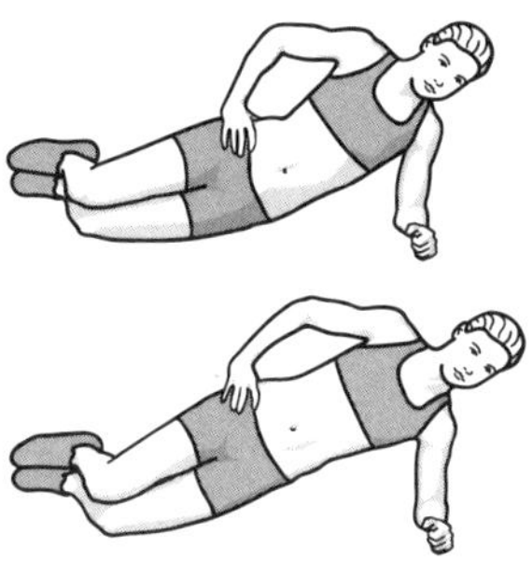

5 Seitstütz

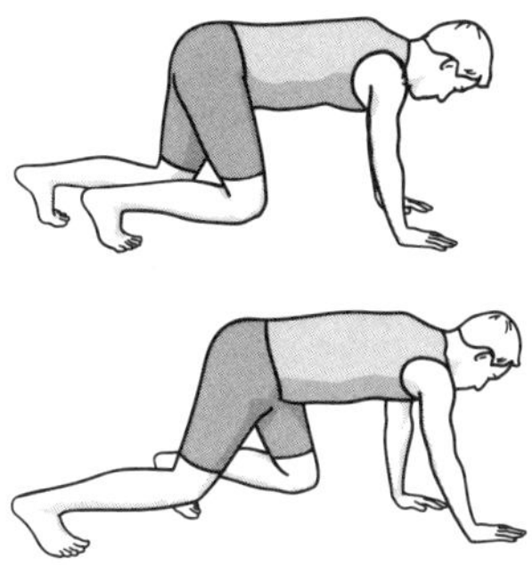

6 Krabbeln

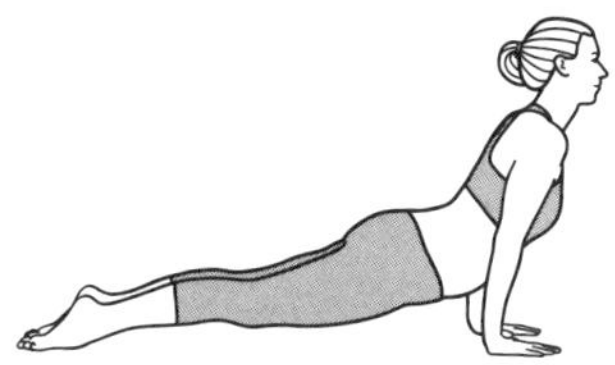

7 Kobra

37 Kardio-Kraft-Training zur Verbesserung von Ausdauer und Kraft

1 2 **3**

Dauer: 25 Minuten

	Übungen	Wiederholungen/ Belastungszeit	Sätze	Seite
1	Gehen am Platz	2 Min.	1	120
2	Knie zu Ellbogen	1 Min.	1	117
3	Laufen am Platz	1 Min.	3	121
4	Ausfallschritt	1 Min.	3	134
5	Jumping Jack	1 Min.	3	121
6	Kniebeuge	1 Min.	3	134
7	Seilspringen	1 Min.	3	122
8	Mountain Climber	1 Min.	3	128
9	Dehnung Oberschenkelvorderseite	je 1 Min. pro Seite	1	137
10	Dehnung Beinrückseite	je 1 Min. pro Seite	1	136

Hinweis: Starten Sie nach den beiden Aufwärmübungen mit Laufen am Platz 1 Minute, dann Ausfallschritt 1 Minute, dann Jumping Jack 1 Minute, Kniebeuge 1 Minute, Seilspringen 1 Minute und Mountain Climber 1 Minute, und wiederholen Sie die Abfolge 3-mal. Danach folgt die Dehnung.

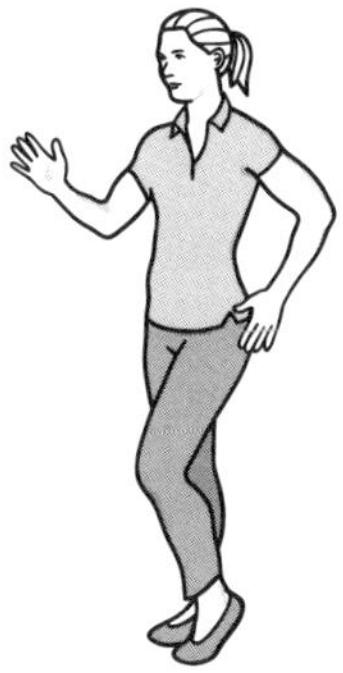

1 Gehen am Platz

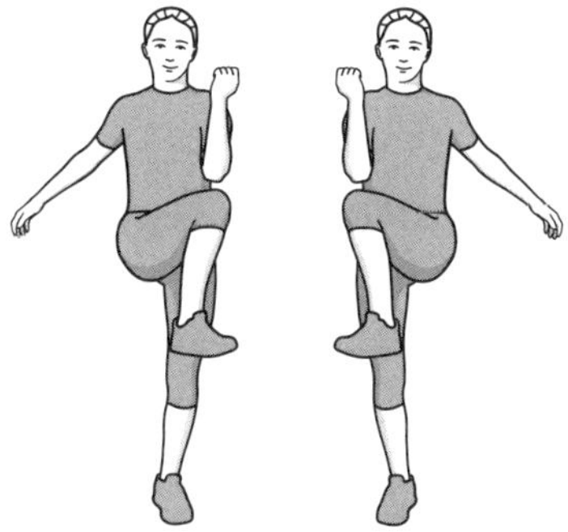

2 Knie zu Ellbogen

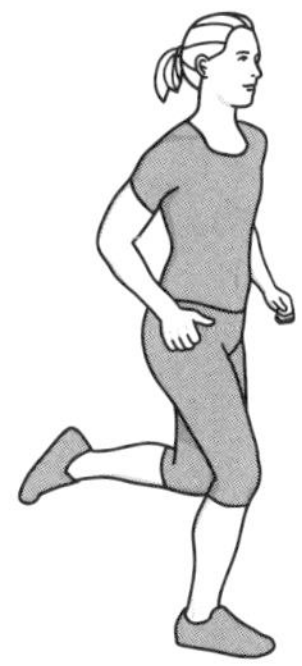

3 Laufen am Platz

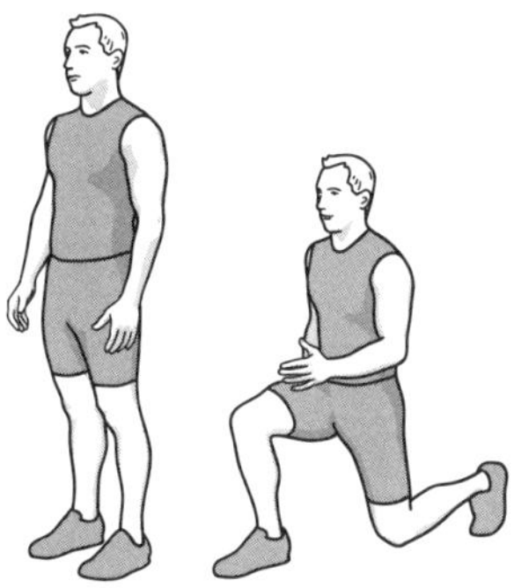

4 Ausfallschritt

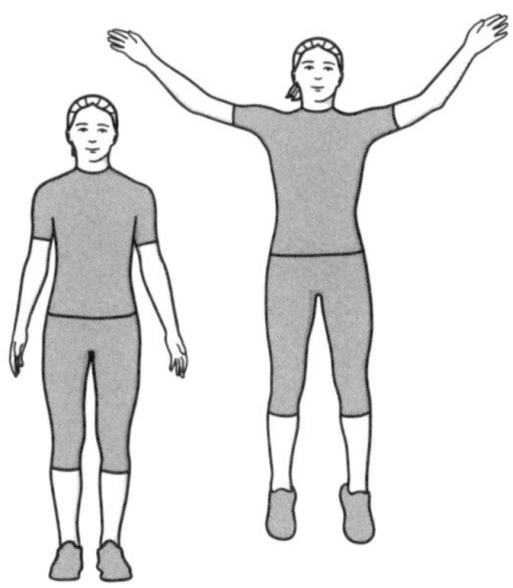

5 Jumping Jack

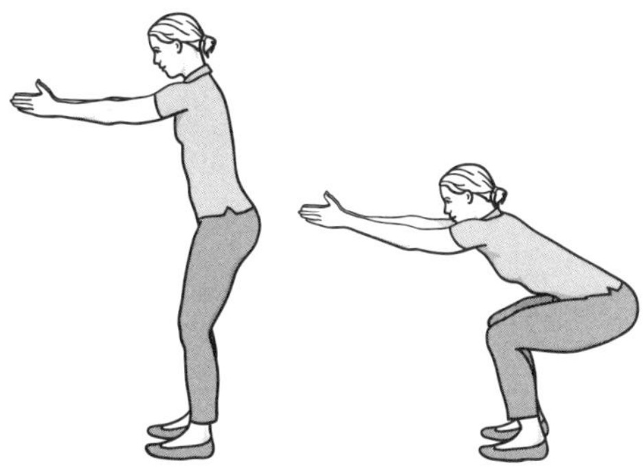

6 Kniebeuge

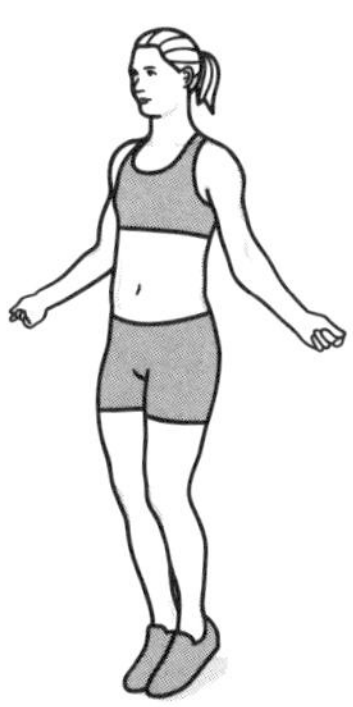

7 Seilspringen

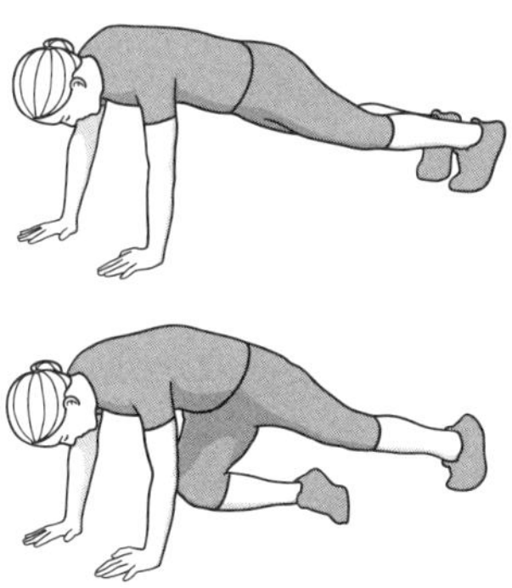

8 Mountain Climber

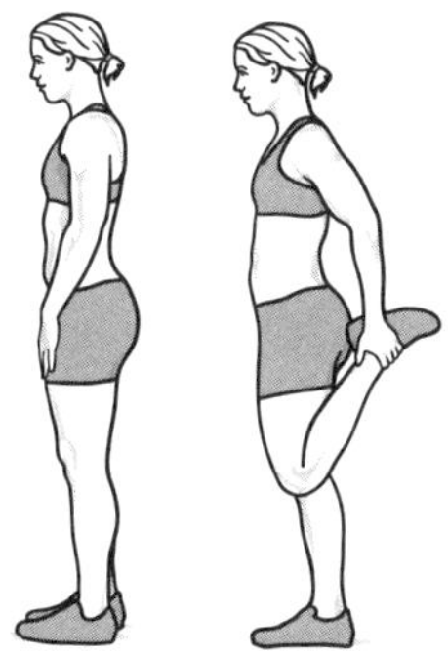

9 Dehnung Oberschenkelvorderseite

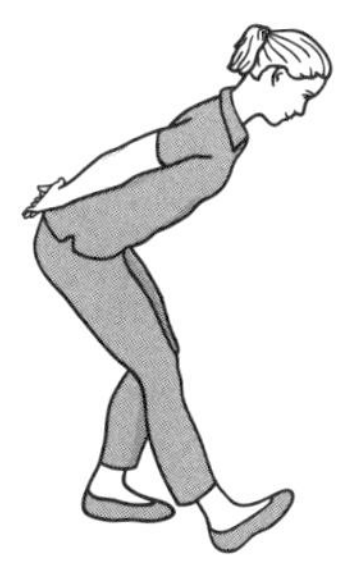

10 Dehnung Beinrückseite

38 Hochintensives Ganzkörpertraining

1 2 **3**

Dauer: 25 Minuten

	Übungen	Wiederholungen/ Belastungszeit	Sätze	Seite
1	Gehen am Platz	1 Min.	1	120
2	Gehen plus Armbewegung	1 Min.	2	120
3	Sprint	1 Min.	2	122
4	Sprung mit halber Drehung	1 Min.	2	122
5	Kniebeuge mit Absprung	1 Min.	2	135
6	Krabbeln	1 Min.	2	128
7	Liegestützposition mit Handheben	je 10–15 Wdh. pro Seite	2	128
8	Bauch schräg mit gestrecktem Bein	je 10–15 Wdh. pro Seite	2	125
9	Dehnung Oberschenkelvorderseite	je 1 Min. pro Seite	1	137
10	Bauchstretch	je 1 Min. pro Seite	1	136

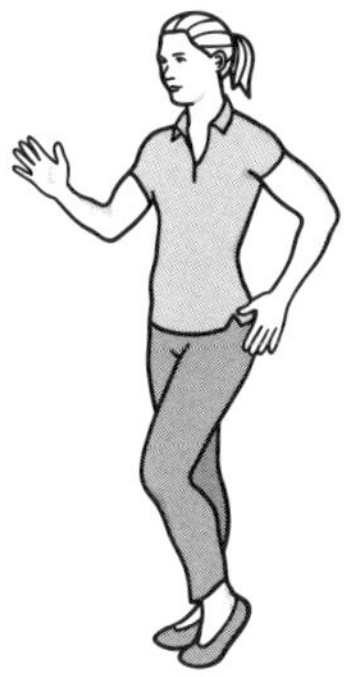

1 Gehen am Platz

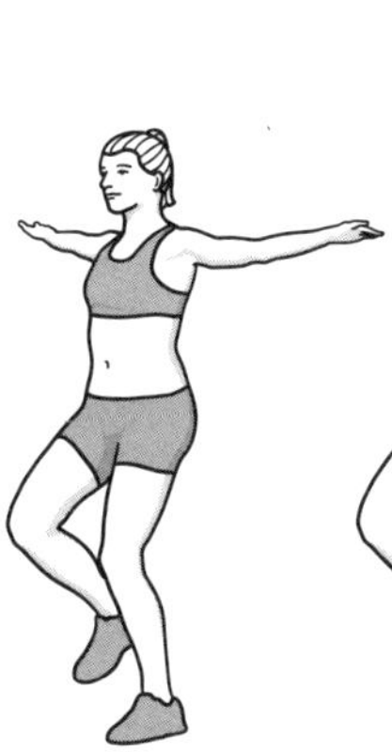

2 Gehen plus Armbewegung

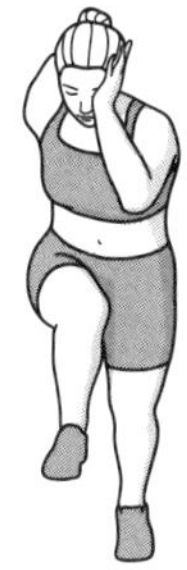

3 Sprint

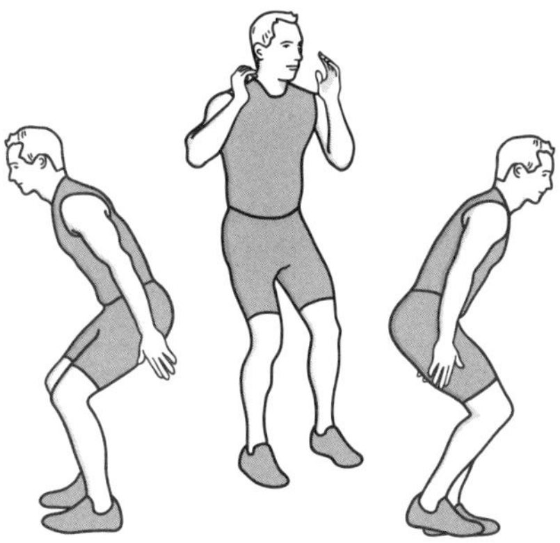

4 Sprung mit halber Drehung

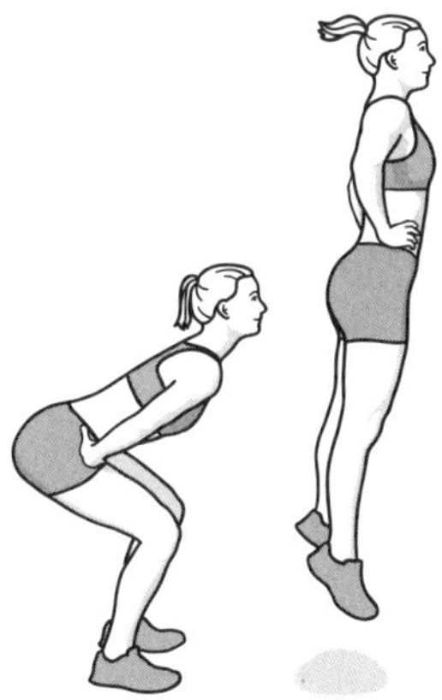

5 Kniebeuge mit Absprung

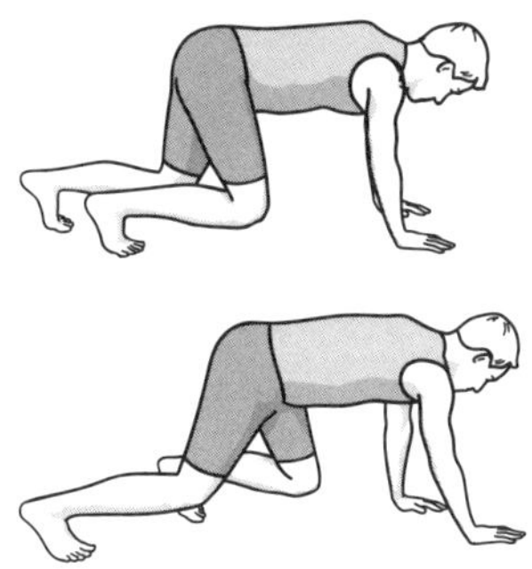

6 Krabbeln

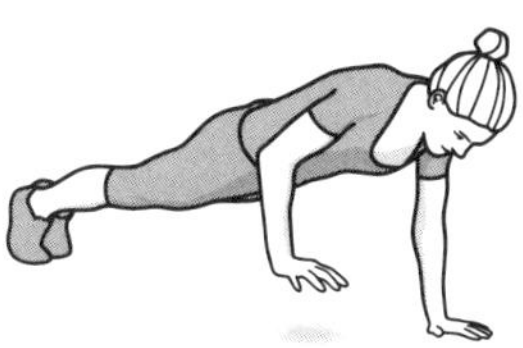

7 Liegestützposition mit Handheben

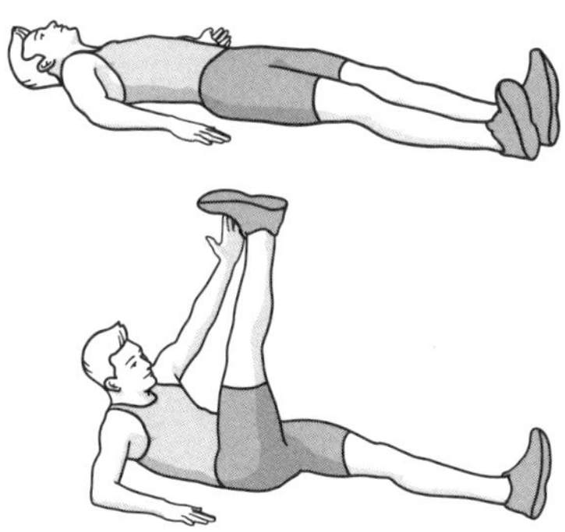

8 Bauch schräg mit gestrecktem Bein

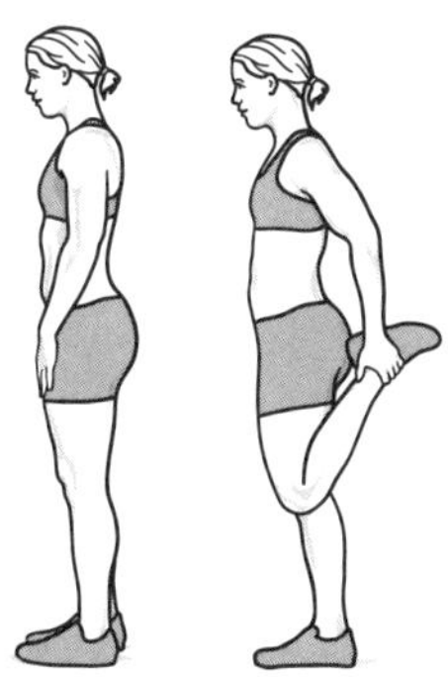

9 Dehnung Oberschenkelvorderseite

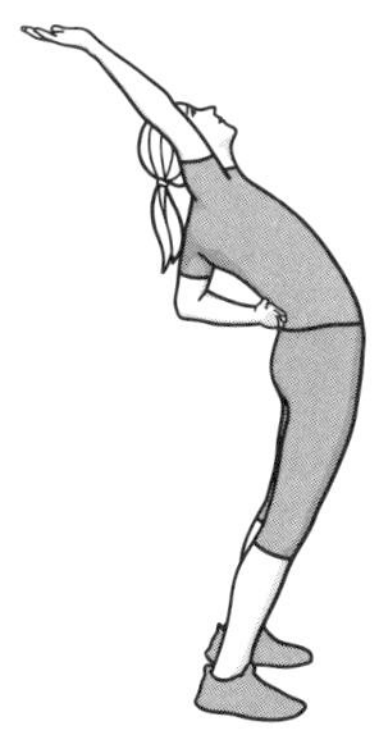

10 Bauchstretch

39 Hochintensives HIIT zur maximalen Fettverbrennung

1 2 **3**

Dauer: 20 Minuten

	Übungen	Wiederholungen/ Belastungszeit	Sätze	Seite
1	Gehen am Platz	2 Min.	1	120
2	Laufen am Platz	3 Min.	1	121
3	Seilspringen	30 Sek.	4	122
4	Füße abrollen	15 Sek.	4	120
5	Jumping Jack	30 Sek.	4	121
6	Füße abrollen	15 Sek.	4	120
7	Sprung von rechts nach links	30 Sek.	4	122
8	Gehen am Platz	3 Min.	1	120
9	Dehnung Beinrückseite	je 1 Min. pro Seite	1	136
10	Dehnung Oberschenkelvorderseite	je 1 Min. pro Seite	1	137

Hinweis: Starten Sie nach den beiden Aufwärmübungen mit Seilspringen 30 Sekunden, Füße abrollen 15 Sekunden, und wiederholen Sie diese Abfolge 4-mal.

Gehen Sie dann zum nächsten Schritt über und führen Jumping Jack 30 Sekunden, Füße abrollen 15 Sekunden, Sprung von rechts nach links 30 Sekunden durch und wiederholen diese Abfolge 4-mal. Anschließend folgt die Übung Gehen am Platz 3 Minuten und zum Schluss die Dehnübungen.

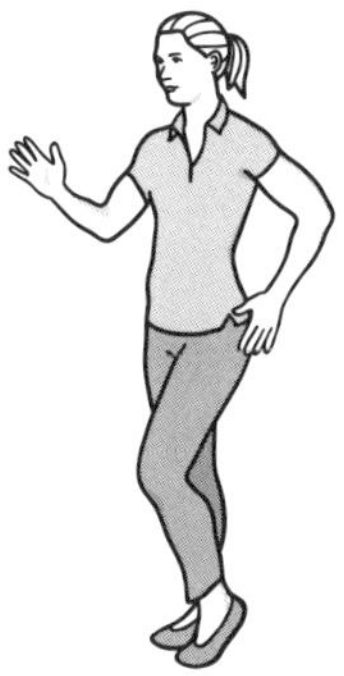

1 Gehen am Platz

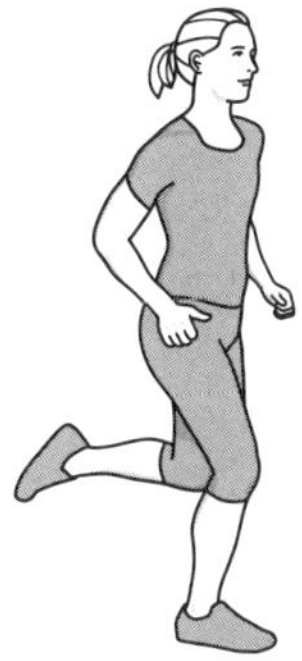

2 Laufen am Platz

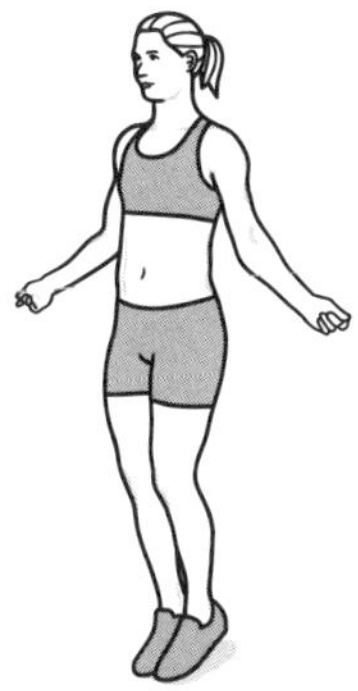

3 Seilspringen

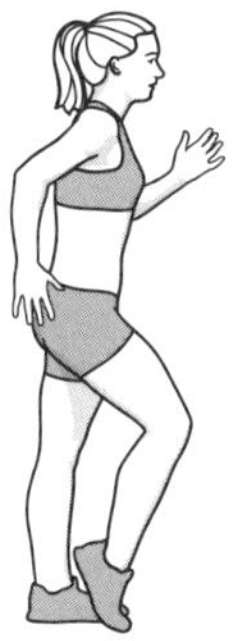

4 Füße abrollen

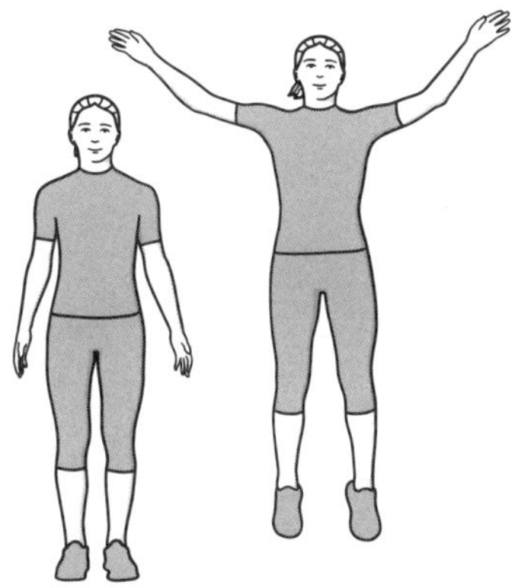

5 Jumping Jack

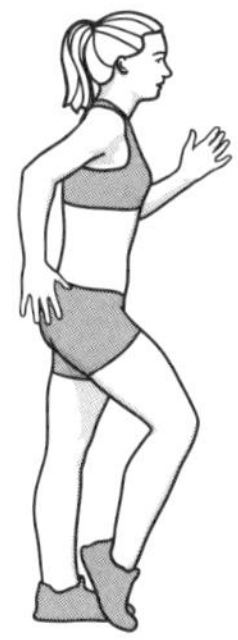

6 Füße abrollen

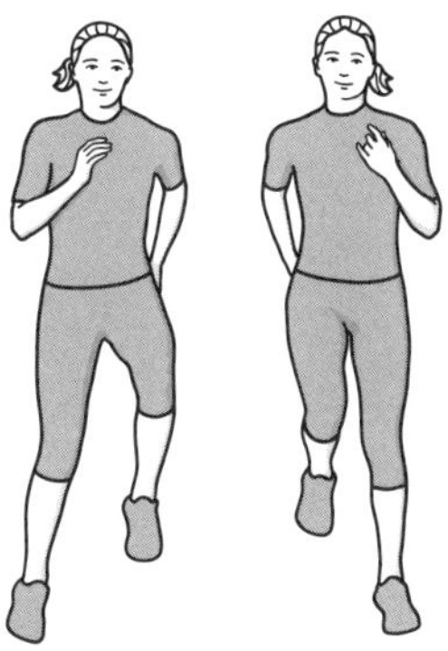

7 Sprung von rechts nach links

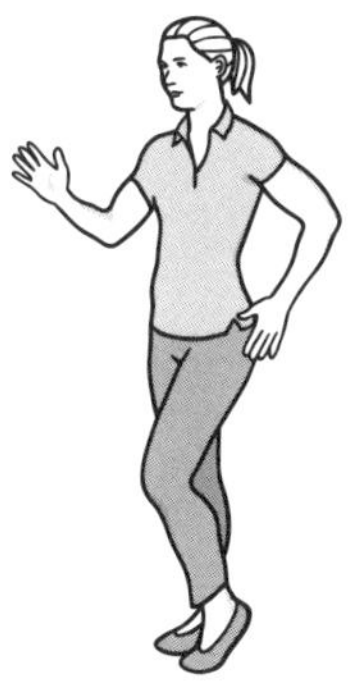

8 Gehen am Platz

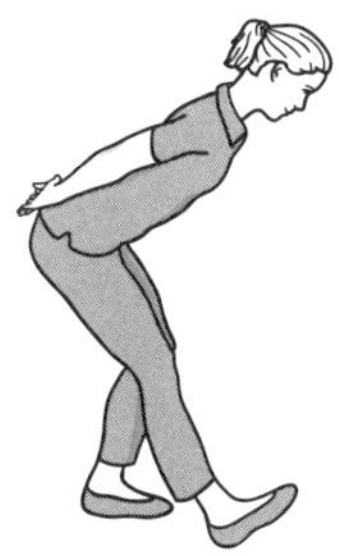

9 Dehnung Beinrückseite

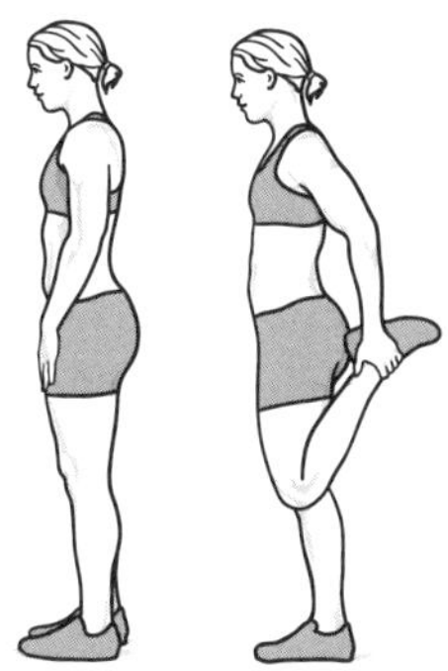

10 Dehnung Oberschenkel-vorderseite

40 Fortgeschrittenes Krafttraining für den gesamten Körper

1 2 3

Dauer: 30 Minuten

	Übungen	Wiederholungen/ Belastungszeit	Sätze	Seite
1	Armschwünge	1 Min.	1	116
2	Knie zu Ellbogen	1 Min.	1	117
3	Rotation im Ausfallschritt	je 8–10 Wdh. pro Seite	1	119
4	Kniebeuge mit Absprung	10–15 Wdh.	2	135
5	Plank mit Armheben	je 8–10 Wdh. pro Seite	2	128
6	Seitstütz mit Beinheben	je 30 Sek. pro Seite	2	132
7	Bauch intensiv	8–10 Wdh.	2	125
8	Drehsitz	je 1 Min. pro Seite	1	139
9	Dehnung Hüftbeuger	je 1 Min. pro Seite	1	136
10	Dehnung Oberschenkelrückseite	je 1 Min. pro Seite	1	137

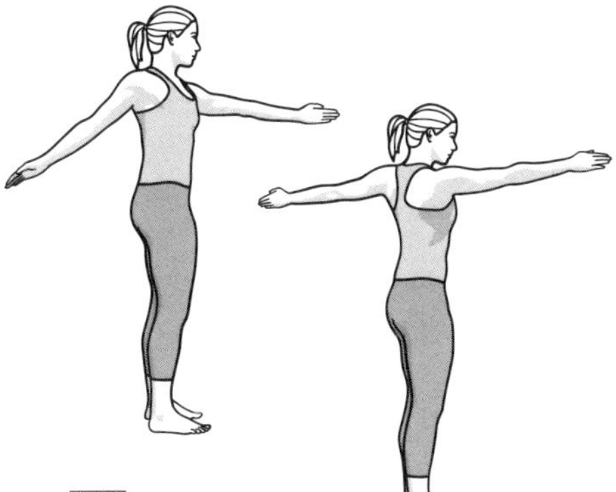

1 Armschwünge

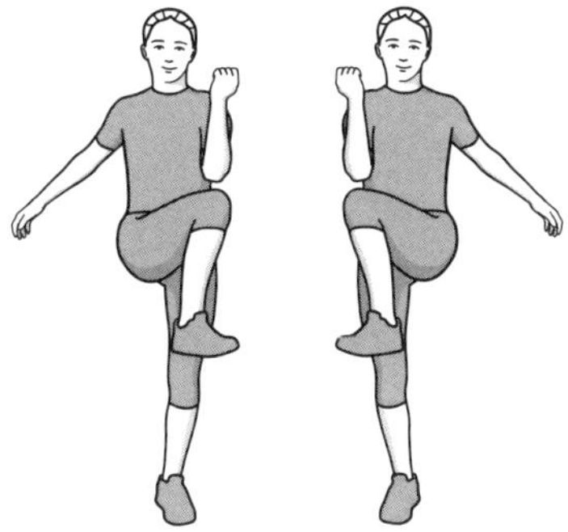

2 Knie zu Ellbogen

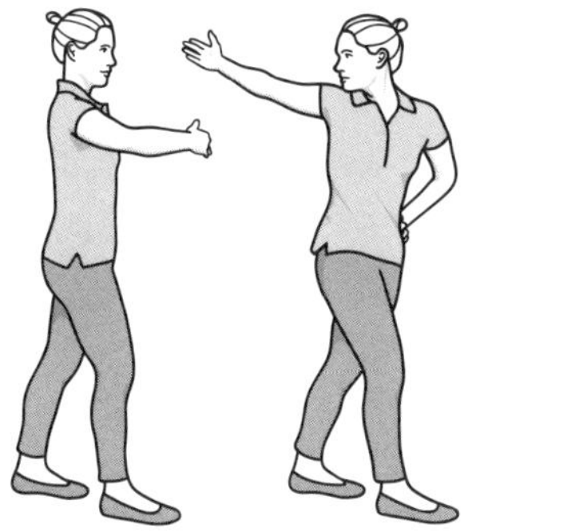

3 Rotation im Ausfallschritt

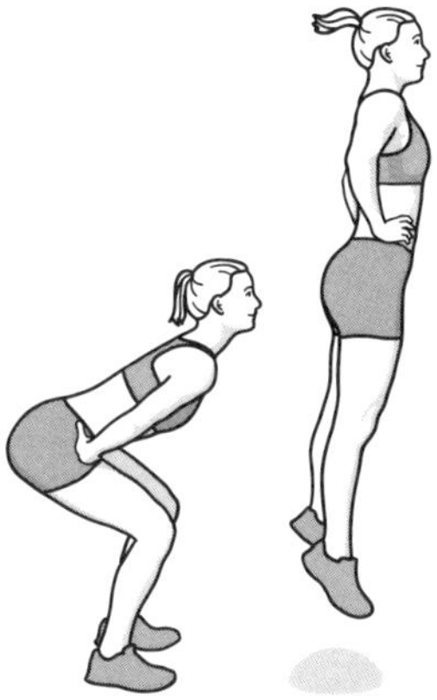

4 Kniebeuge mit Absprung

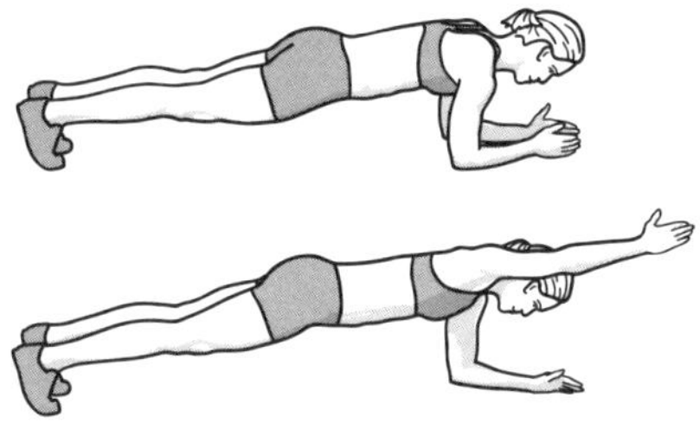

5 Plank mit Armheben

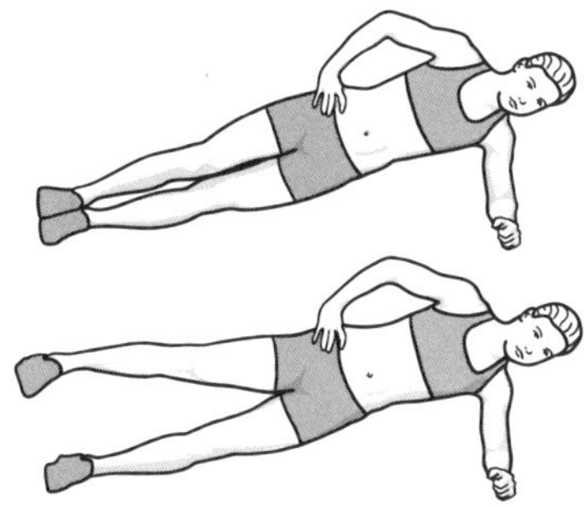

6 Seitstütz mit Beinheben

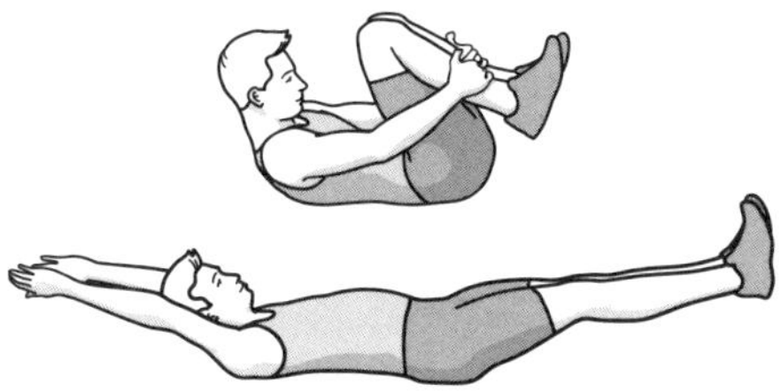

7 Bauch intensiv

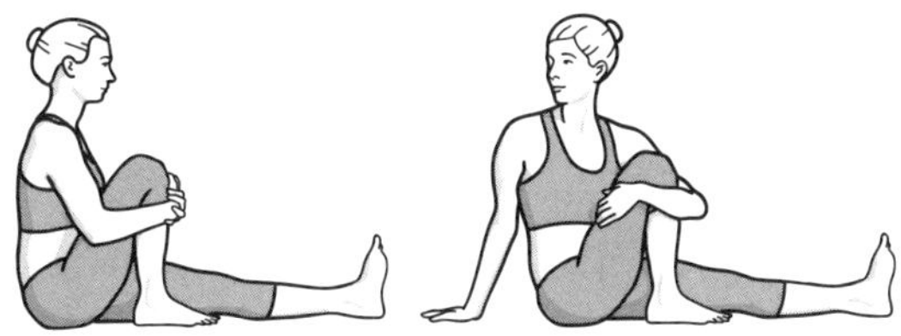

8 Drehsitz

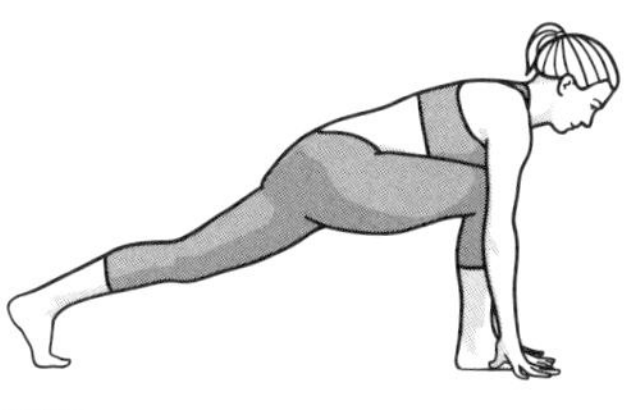

9 Dehnung Hüftbeuger

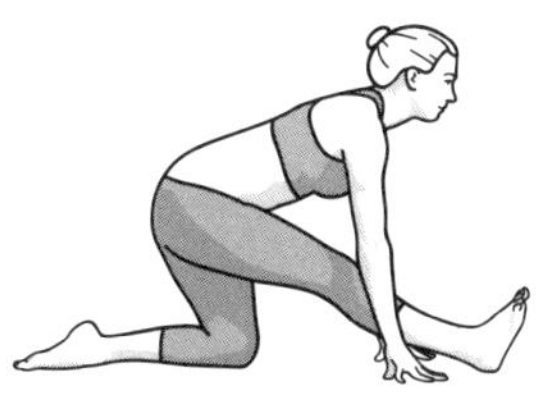

10 Dehnung Oberschenkelrückseite

41 Herausforderndes Bauch- und Rückentraining

1 2 3

Dauer: 25 Minuten

	Übungen	Wiederholungen/ Belastungszeit	Sätze	Seite
1	Katze–Kuh	1 Min.	1	117
2	Krabbeln	1 Min.	2	128
3	Bankstellung	je 10–15 Wdh. pro Seite	2	123
4	Plank mit Beinheben	je 1 Min. pro Seite	2	129
5	Seitstütz mit Beinheben	je 1 Min. pro Seite	2	132
6	Bauch intensiv	10–15 Wdh.	2	125
7	Criss Cross	je 10–15 Wdh. pro Seite	2	127
8	Krokodil	je 1 Min. pro Seite	1	139
9	Kobra	1 Min.	1	138

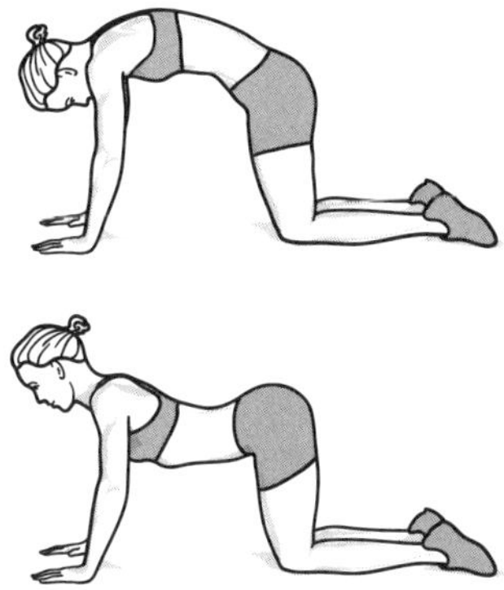

1 Katze–Kuh

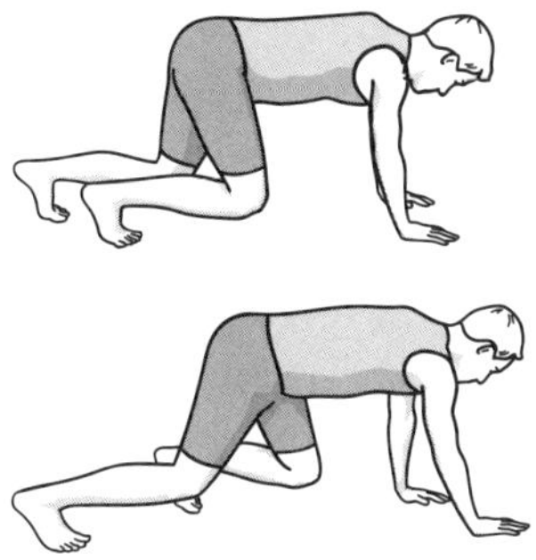

2 Krabbeln

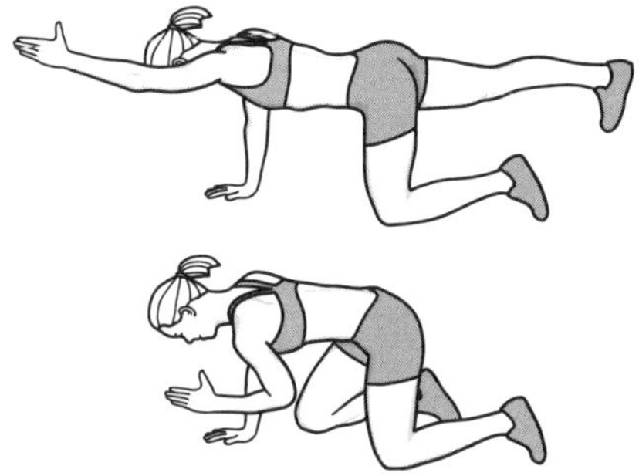

3 Bankstellung

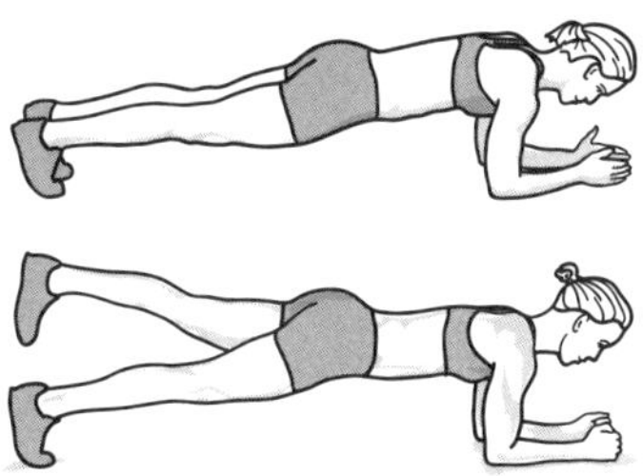

4 Plank mit Beinheben

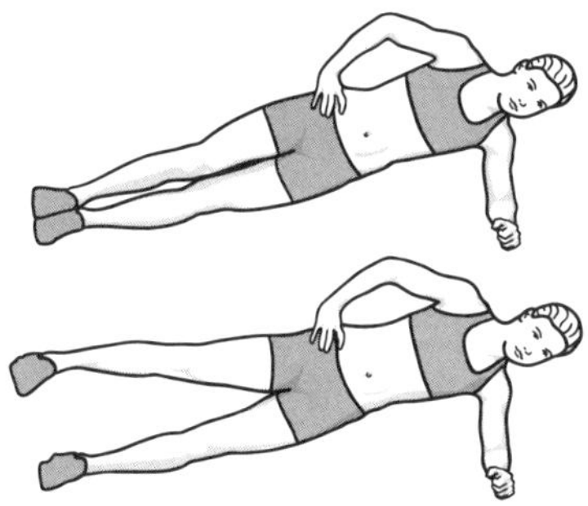

5 Seitstütz mit Beinheben

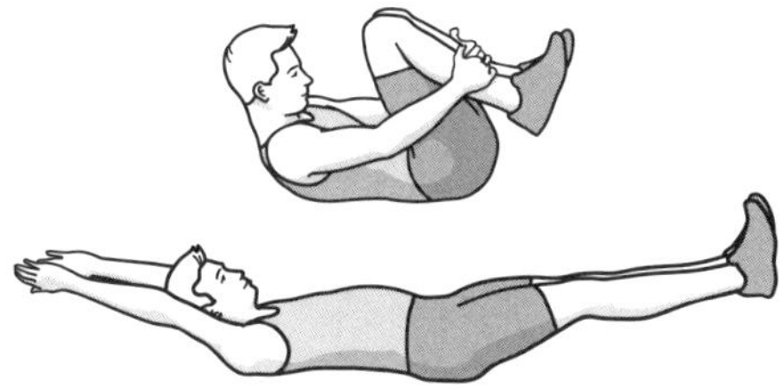

6 Bauch intensiv

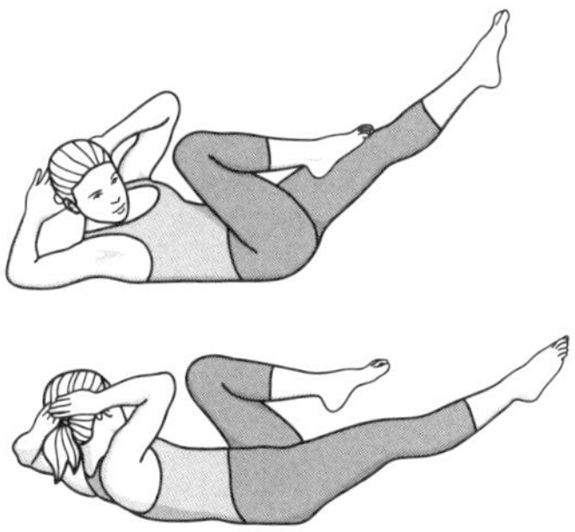

7 Criss Cross

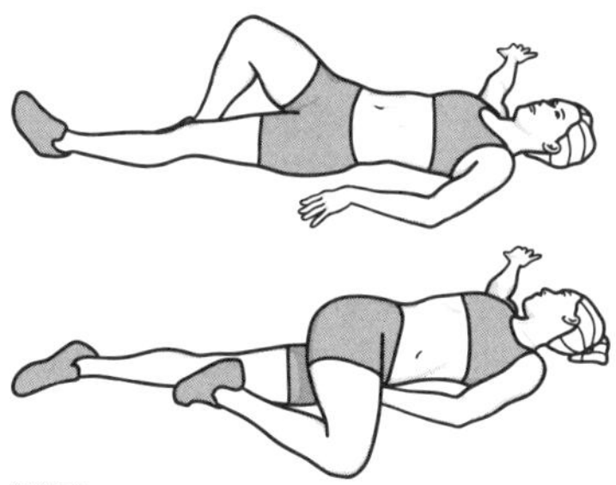

8 Krokodil

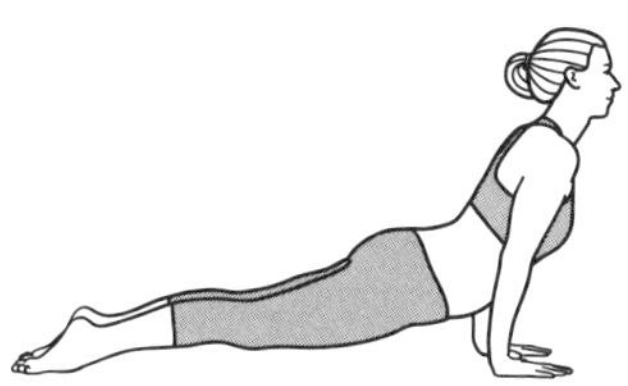

9 Kobra

42 Intensives Kardiotraining für Fortgeschrittene

1 2 **3**

Dauer: 27 Minuten

	Übungen	Wiederholungen/ Belastungszeit	Sätze	Seite
1	Füße abrollen	1 Min.	1	120
2	Gehen am Platz	2 Min.	1	120
3	Laufen am Platz	1 Min.	4	121
4	Sprint	1 Min.	4	122
5	Sprung von rechts nach links	1 Min.	4	122
6	Seilspringen	1 Min.	4	122
7	Sprung mit halber Drehung	1 Min.	4	122
8	Dehnung Beinrückseite	je 1 Min. pro Seite	1	136
9	Dehnung Oberschenkelvorderseite	je 1 Min. pro Seite	1	137

Hinweis: Legen Sie zwischen den einzelnen Übungen ab Laufen am Platz 30 Sekunden Pause ein und lockern Sie sich auf.

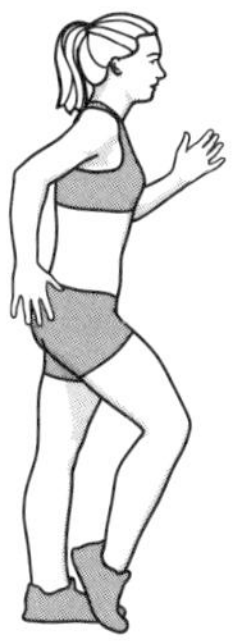

1 Füße abrollen

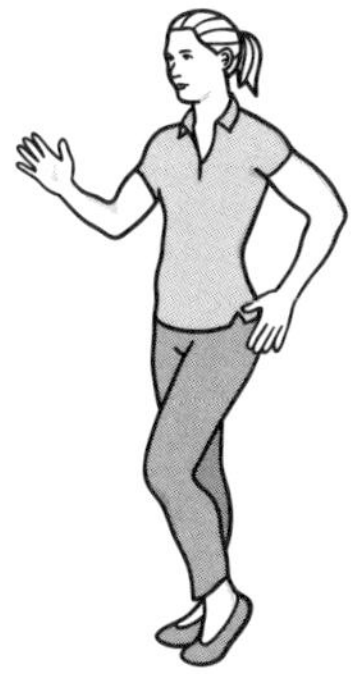

2 Gehen am Platz

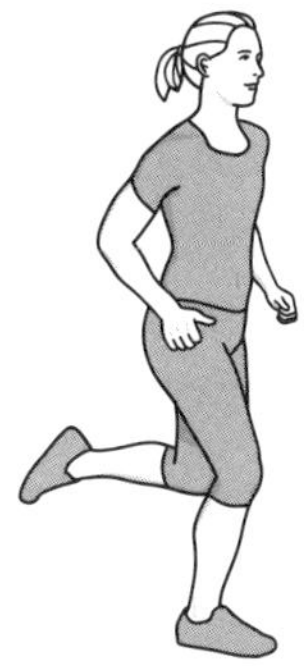

3 Laufen am Platz

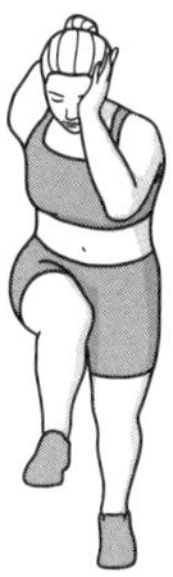

4 Sprint

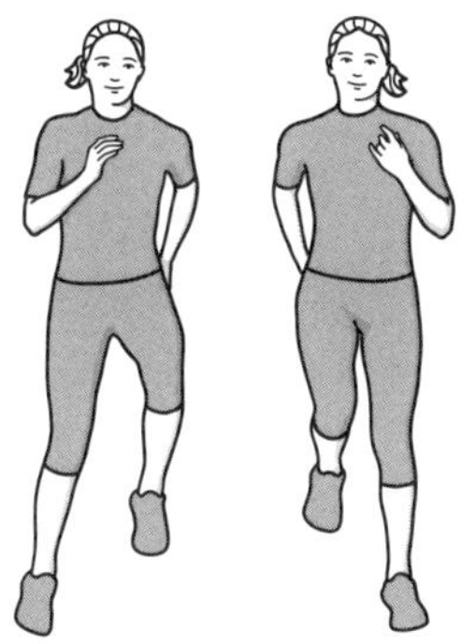

5 Sprung von rechts nach links

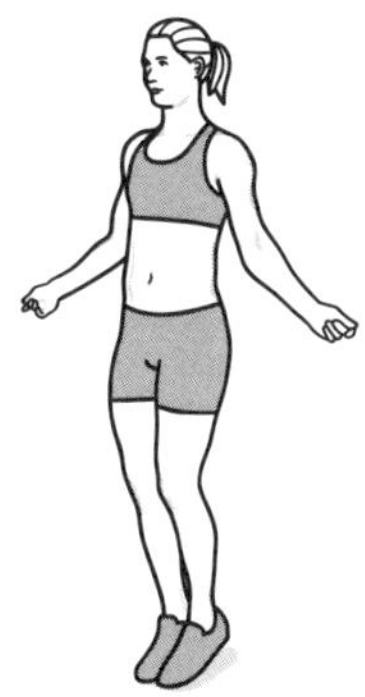

6 Seilspringen

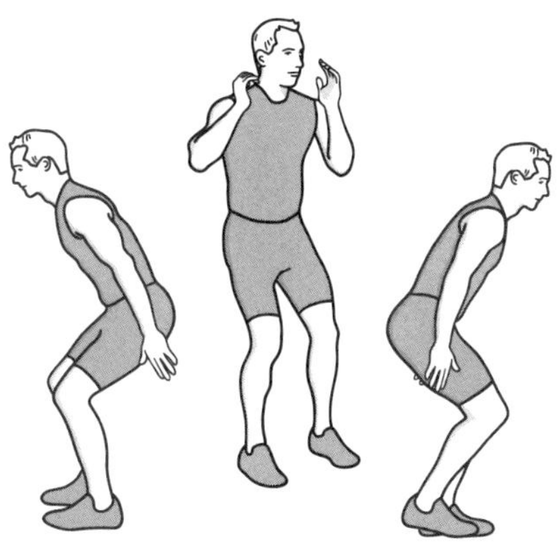

7 Sprung mit halber Drehung

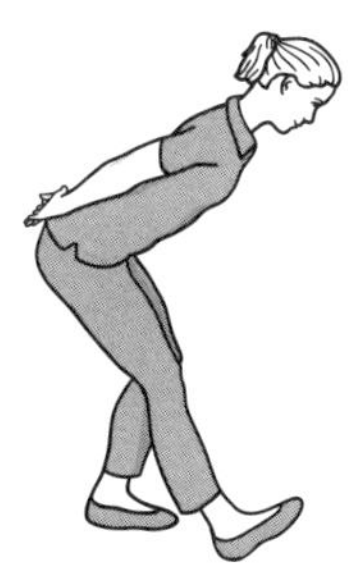

8 Dehnung Beinrückseite

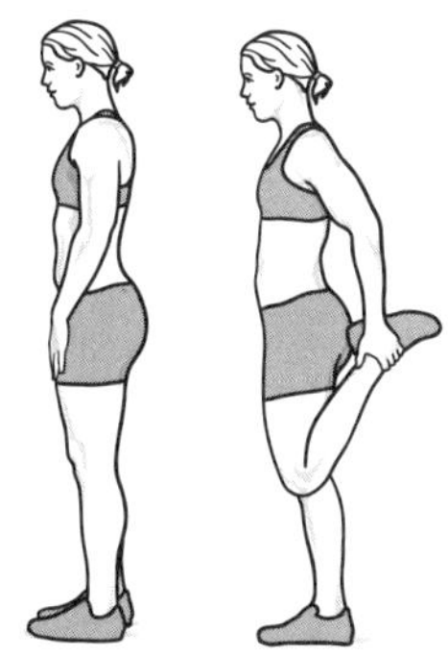

9 Dehnung Oberschenkelvorderseite

43 Hochintensives Ganzkörperworkout für erfahrene Sportler

1 2 **3**

Dauer: 25 Minuten

	Übungen	Wiederholungen/ Belastungszeit	Sätze	Seite
1	Armschwünge	1 Min.	1	116
2	Knie zu Ellbogen	1 Min.	1	117
3	Kniehebelauf	1 Min.	1	120
4	Ausfallschritt mit Rotation	je 10–15 Wdh. pro Seite	2	134
5	Plank mit Armheben	je 10–15 Wdh. pro Seite	2	128
6	Seitstütz mit Beinheben	je 1 Min. pro Seite	2	132
7	Bauch schräg mit angehobenen Beinen	je 10–15 Wdh. pro Seite	2	125
8	Plank umgekehrt	1 Min.	2	129
9	Dehnung Hüftbeuger	je 1 Min. pro Seite	1	136
10	Drehsitz	je 1 Min. pro Seite	1	139

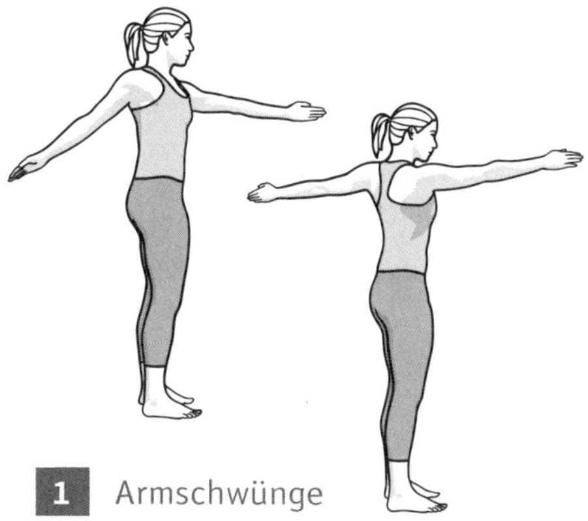

1 Armschwünge

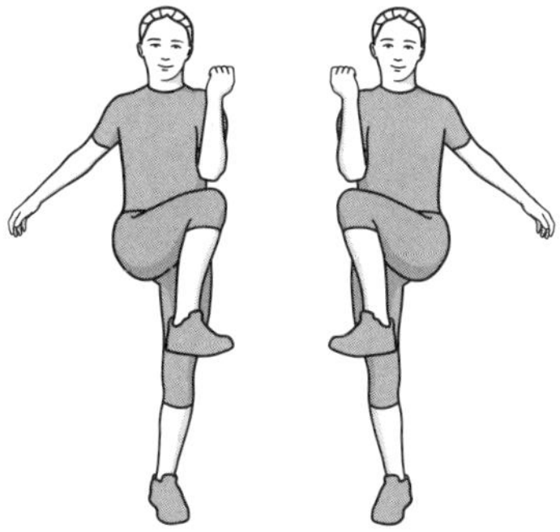

2 Knie zu Ellbogen

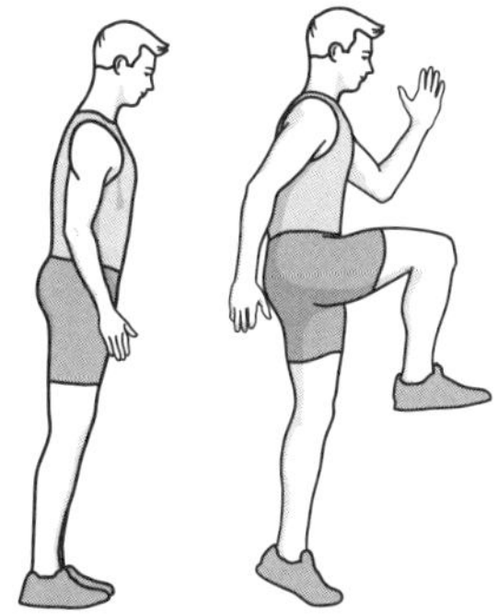

3 Kniehebelauf

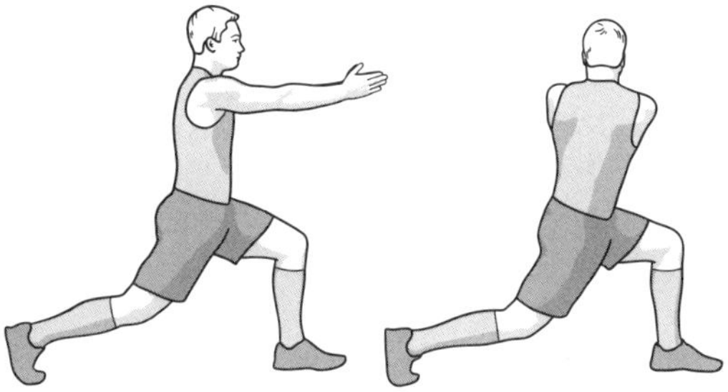

4 Ausfallschritt mit Rotation

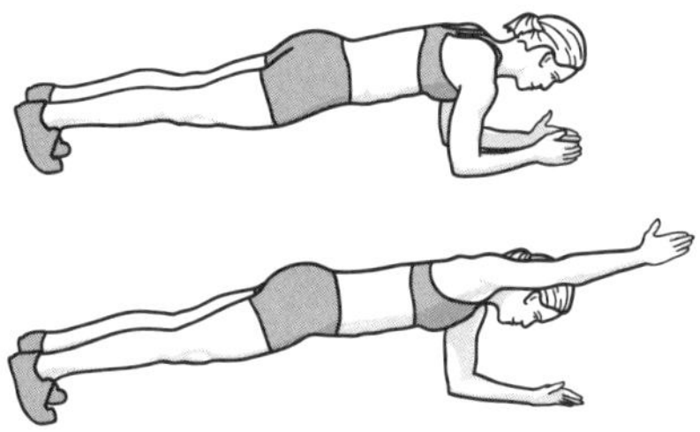

5 Plank mit Armheben

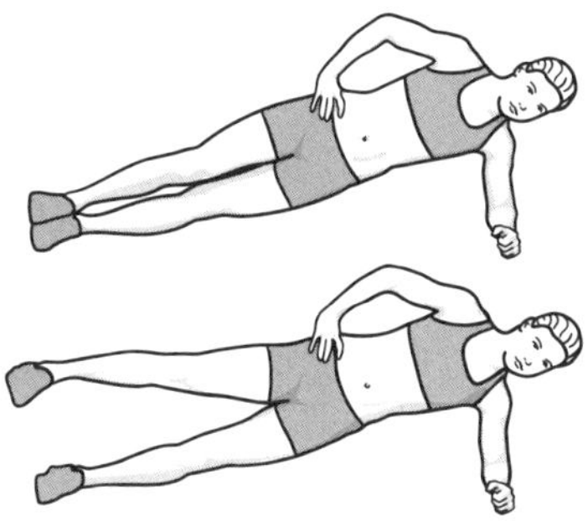

6 Seitstütz mit Beinheben

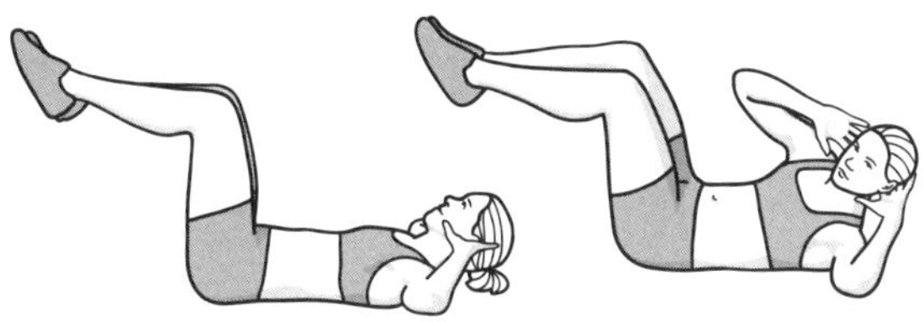

7 Bauch schräg mit angehobenen Beinen

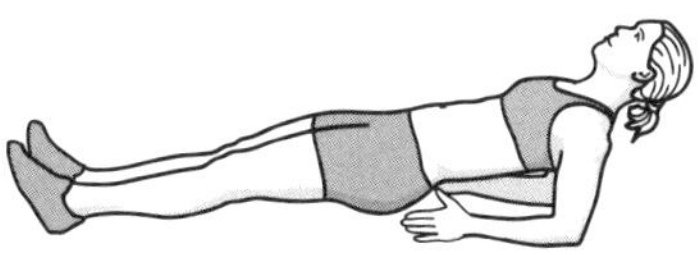

8 Plank umgekehrt

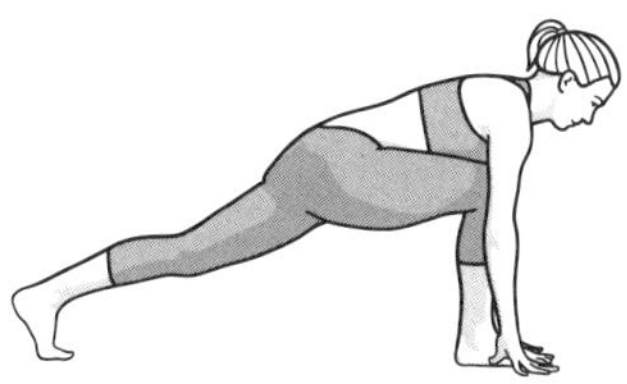

9 Dehnung Hüftbeuger

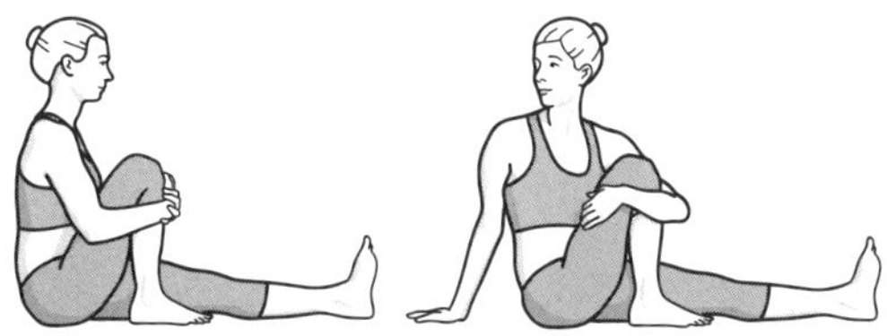

10 Drehsitz

44 Fortgeschrittenes Pilatestraining für Kernstabilität

1 2 **3**

Dauer: 25 Minuten

	Übungen	Wiederholungen/ Belastungszeit	Sätze	Seite
1	The Saw	je 8–10 Wdh. pro Seite	1	133
2	Rolling like a Ball	8–10 Wdh.	1	118
3	Criss Cross	je 8–10 Wdh. pro Seite	1	127
4	Muschel im Seitstütz	je 10–15 Wdh. pro Seite	1	135
5	Swimming	je 10–15 Wdh. pro Seite	1	133
6	Plank mit Beinheben	je 10–15 Wdh. pro Seite	1	129
7	Drehsitz	je 1 Min. pro Seite	1	139
8	Kobra	1 Min.	1	138

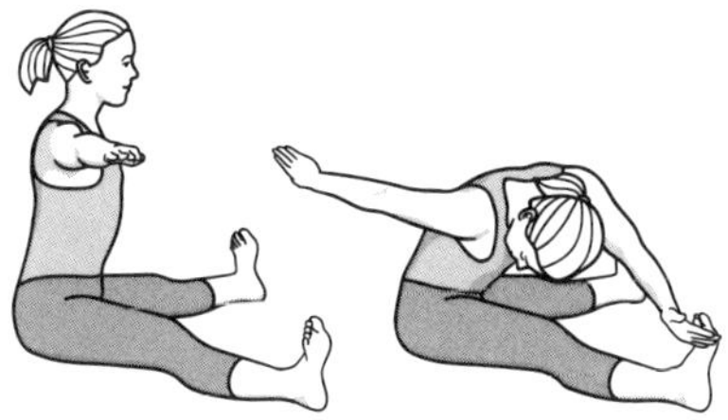

1 The Saw

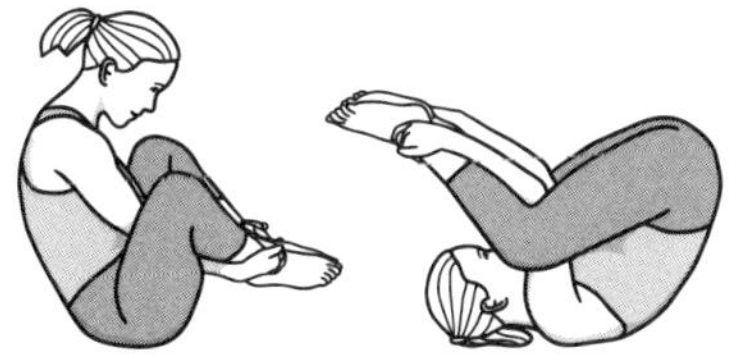

2 Rolling like a Ball

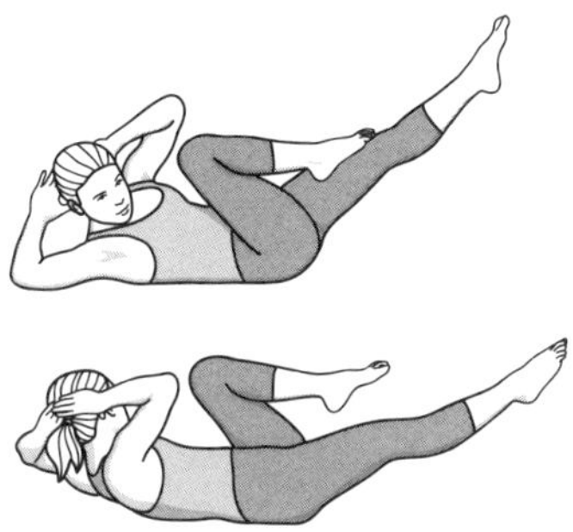

3 Criss Cross

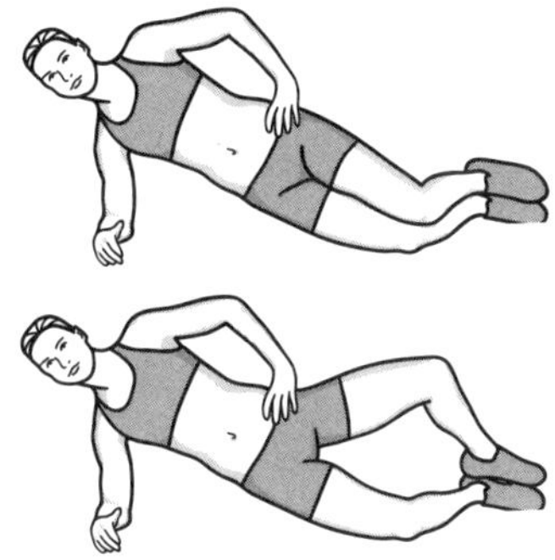

4 Muschel im Seitstütz

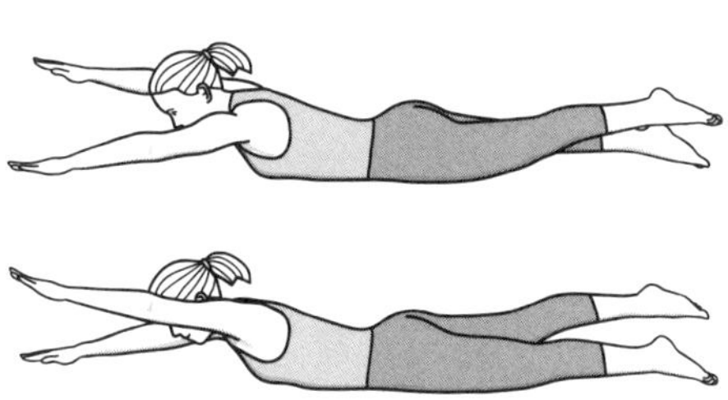

5 Swimming

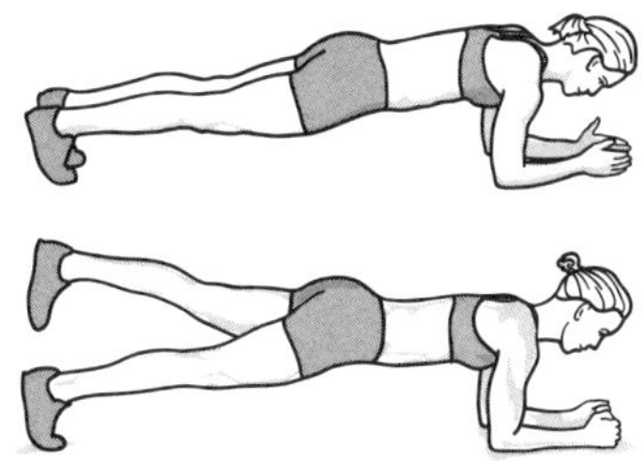

6 Plank mit Beinheben

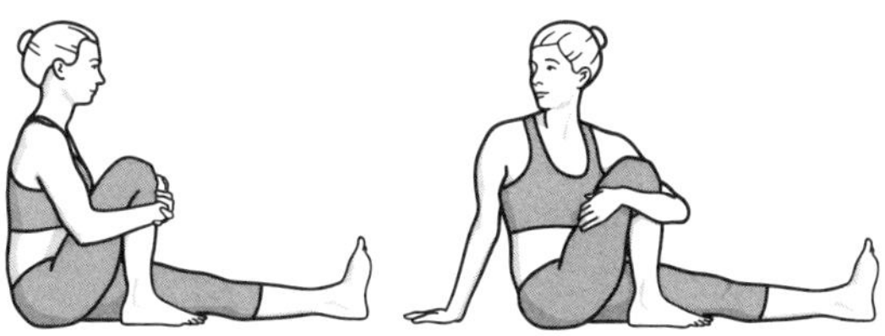

7 Drehsitz

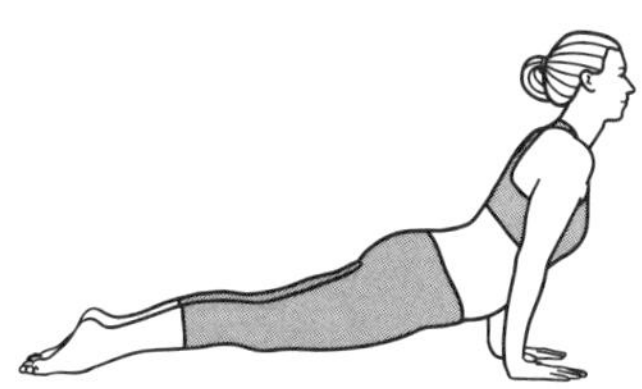

8 Kobra

45 Anspruchsvolles Kardiotraining für Fortgeschrittene

1 2 **3**

Dauer: 32 Minuten

	Übungen	Wiederholungen/ Belastungszeit	Sätze	Seite
1	Füße abrollen	1 Min.	1	120
2	Knie zu Ellbogen	2 Min.	1	117
3	Sprint	1 Min.	8	122
4	Gehen am Platz	2 Min.	8	120
5	Armschwünge beidarmig	1 Min.	1	116
6	Dehnung Oberschenkelvorderseite	je 1 Min. pro Seite	1	137
7	Dehnung Beinrückseite	je 1 Min. pro Seite	1	136

Hinweis: Starten Sie nach den beiden Aufwärmübungen mit Sprint 1 Minute, dann Gehen am Platz 2 Minuten, und wiederholen Sie diese Abfolge 8-mal. Machen Sie dann weiter mit den beidarmigen Armschwüngen und Dehnungen.

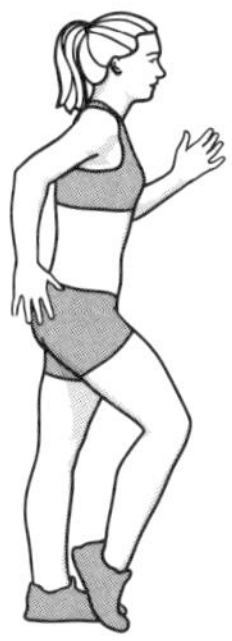

1 Füße abrollen

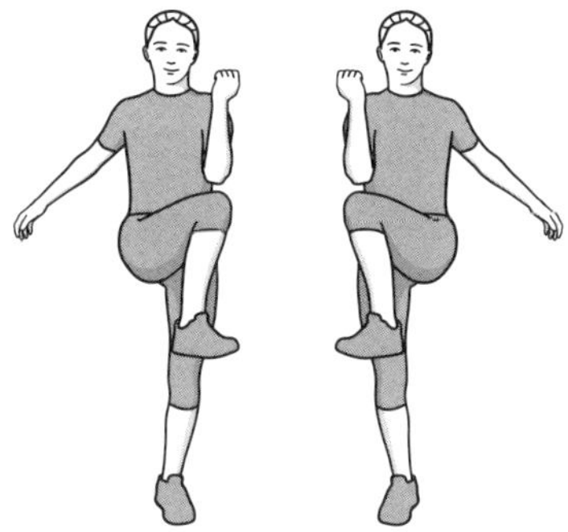

2 Knie zu Ellbogen

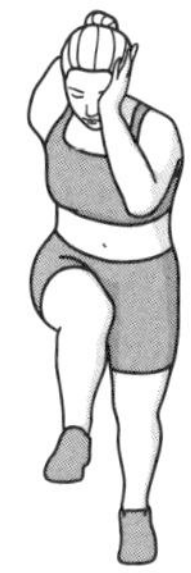

3 Sprint

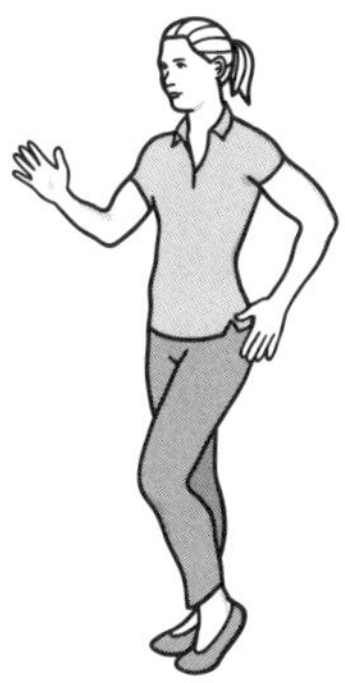

4 Gehen am Platz

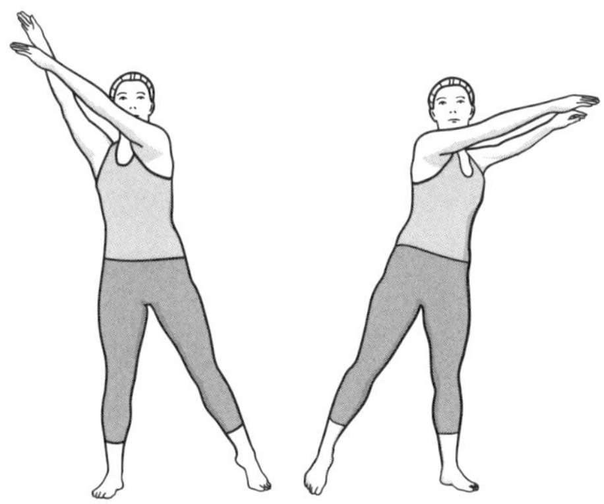

5 Armschwünge beidarmig

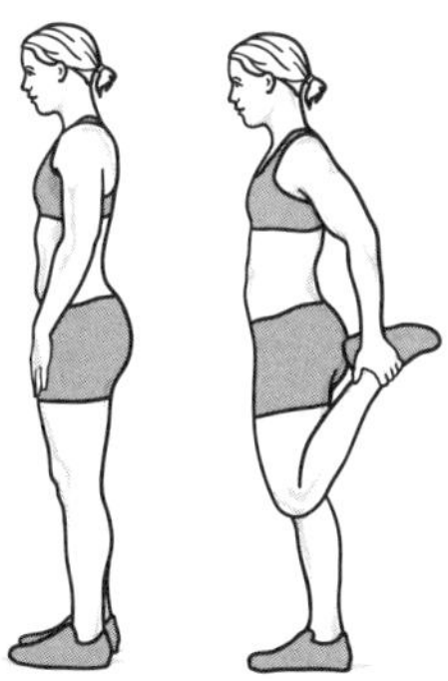

6 Dehnung Oberschenkelvorderseite

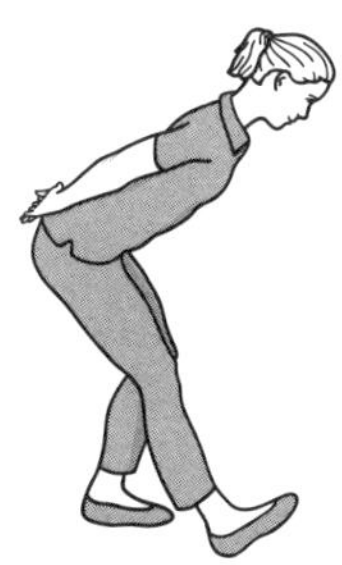

7 Dehnung Beinrückseite

46 Fortgeschrittenes Ganzkörperworkout

1 2 **3**

Dauer: 30 Minuten

	Übungen	Wiederholungen/ Belastungszeit	Sätze	Seite
1	Gehen am Platz	3 Min.	1	120
2	Ausfallschritt	je 10–15 Wdh. pro Seite	2	134
3	Krabbeln	1 Min.	2	128
4	Plank mit Armheben	je 8–10 Wdh. pro Seite	2	128
5	Seitstütz mit Beinheben	je 1 Min. pro Seite	2	132
6	Plank umgekehrt	1 Min.	2	129
7	Bauch intensiv	8–10 Wdh.	2	125
8	Bauch schräg mit gestrecktem Bein	je 10–15 Wdh. pro Seite	2	125
9	Dehnung Oberschenkelvorderseite	je 1 Min. pro Seite	1	137
10	Bruststöffner	1 Min.	1	136

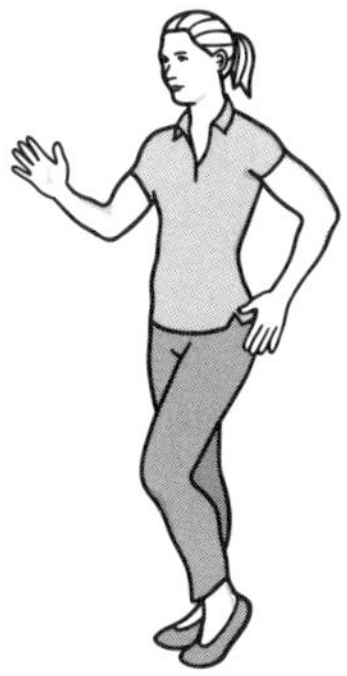

1 Gehen am Platz

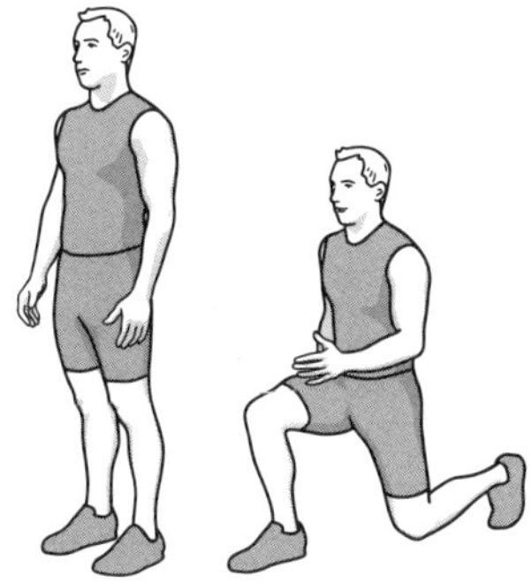

2 Ausfallschritt

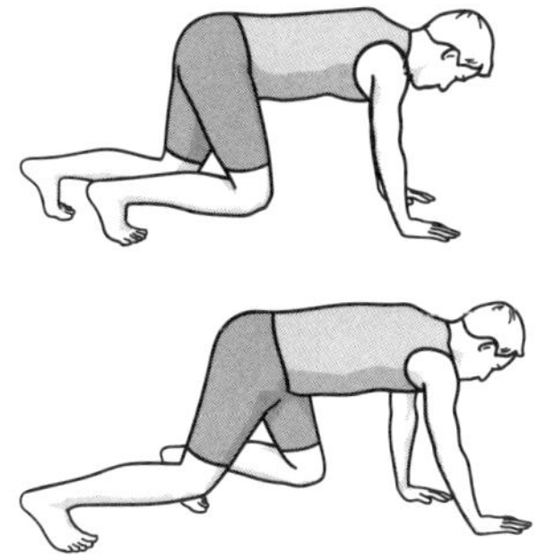

3 Krabbeln

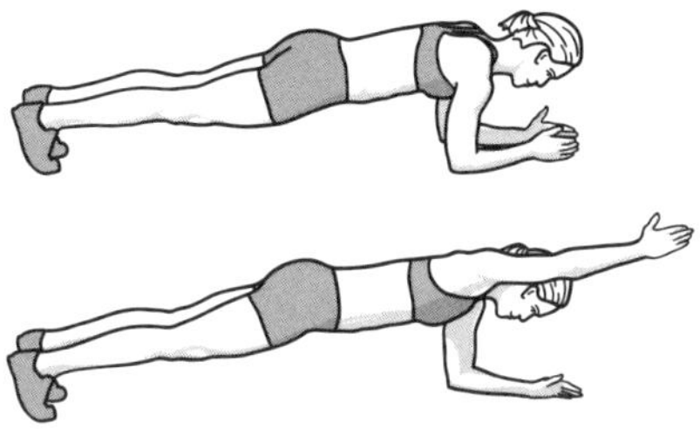

4 Plank mit Armheben

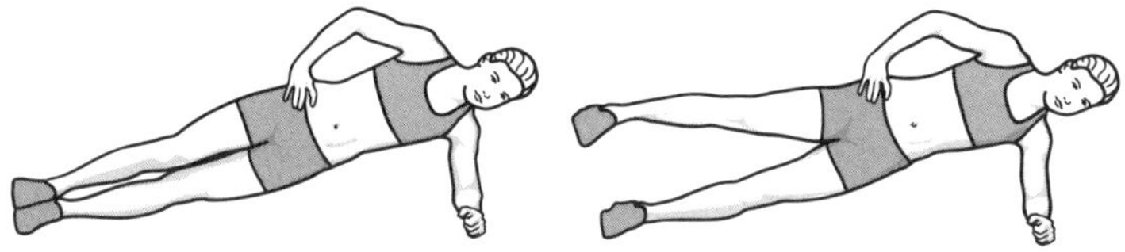

5 Seitstütz mit Beinheben

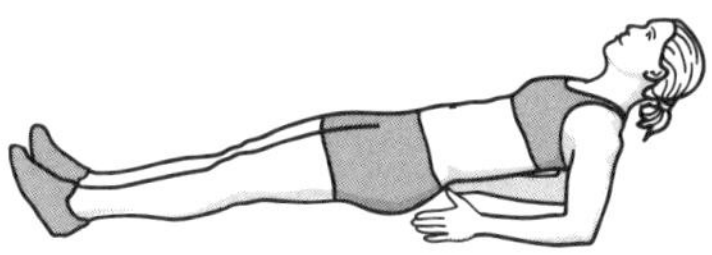

6 Plank umgekehrt

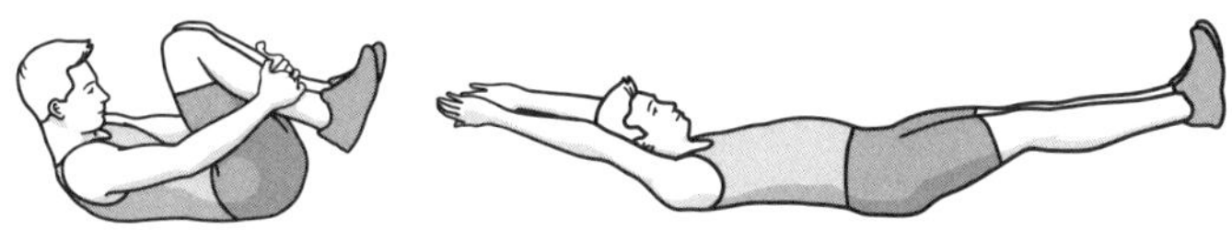

7 Bauch intensiv

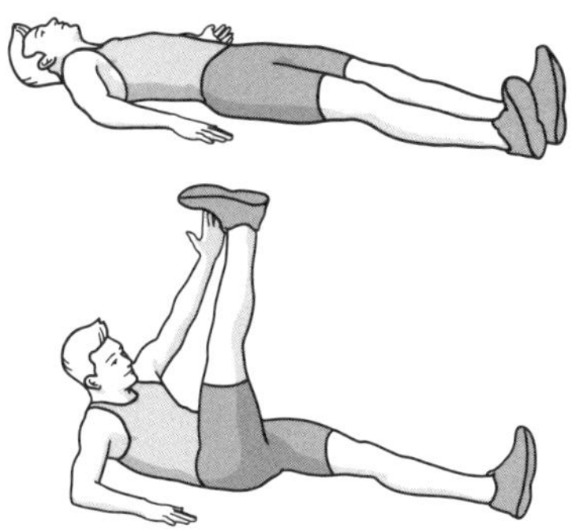

8 Bauch schräg mit gestrecktem Bein

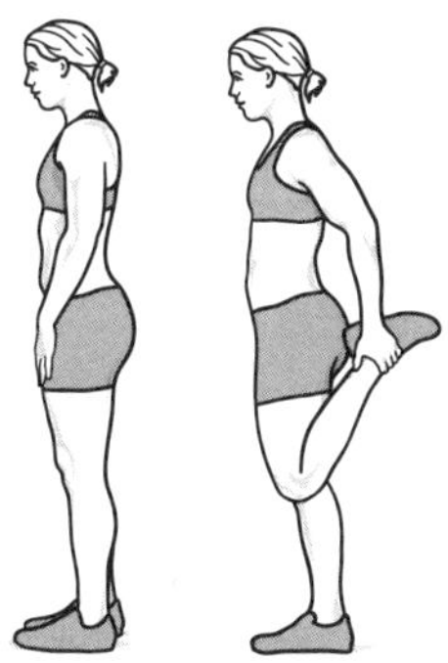

9 Dehnung Oberschenkelvorderseite

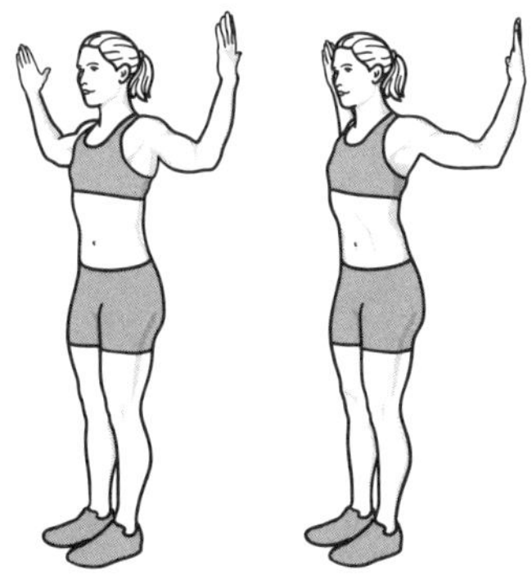

10 Bruststöffner

47 Hochintensives Kraftausdauertraining

1 2 3

Dauer: 35 Minuten

	Übungen	Wiederholungen/ Belastungszeit	Sätze	Seite
1	Füße abrollen	2 Min.	1	120
2	Knie zu Ellbogen	2 Min.	1	117
3	Mountain Climber	1 Min.	6	128
4	Seilspringen	30 Sek.	6	122
5	Ausfallschritt mit Rotation	1 Min.	6	134
6	Seilspringen	30 Sek.	6	122
7	Bauch intensiv	1 Min.	6	125
8	Seilspringen	30 Sek.	6	122
9	Dehnung Hüftbeuger	je 1 Min. pro Seite	1	136
10	Dehnung Oberschenkelrückseite	je 1 Min. pro Seite	1	137

Hinweis: Starten Sie nach den beiden Aufwärmübungen mit Mountain Climber 1 Minute, dann Seilspringen 30 Sekunden, und wiederholen Sie diese Abfolge 6-mal.

Gehen Sie dann über zur nächsten Abfolge mit Ausfallschritt mit Rotation 1 Minute, dann Seilspringen 30 Sekunden, Bauch intensiv 1 Minute, Seilspringen 30 Sekunden, und wiederholen diese Abfolge 6-mal. Abschließend führen Sie die Dehnübungen durch.

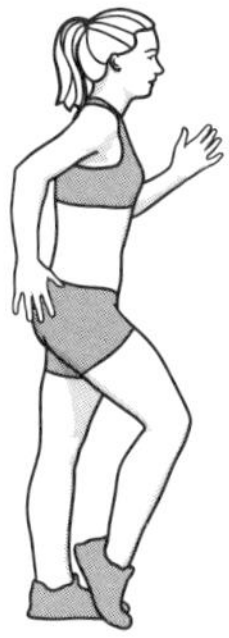

1 Füße abrollen

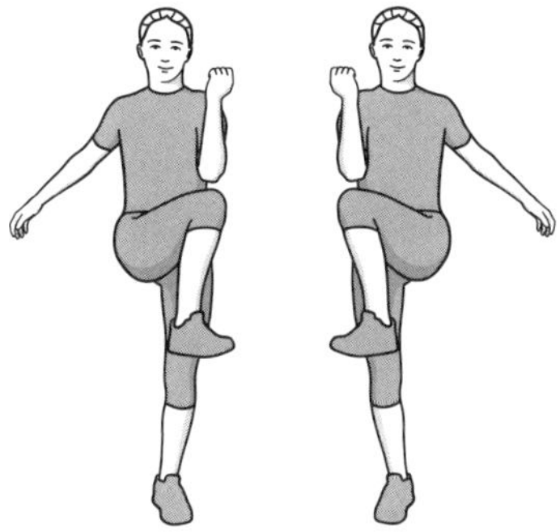

2 Knie zu Ellbogen

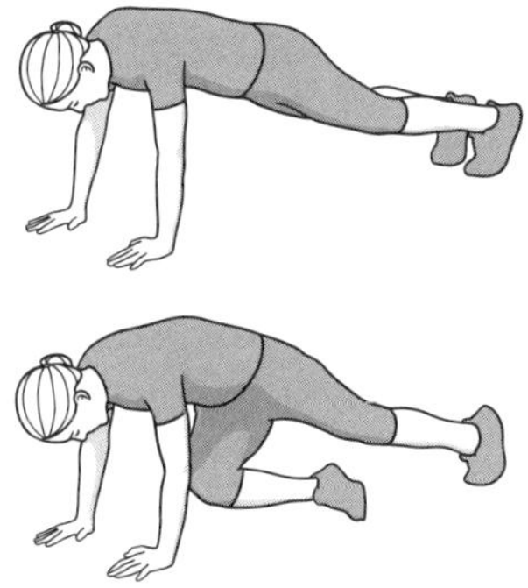

3 Mountain Climber

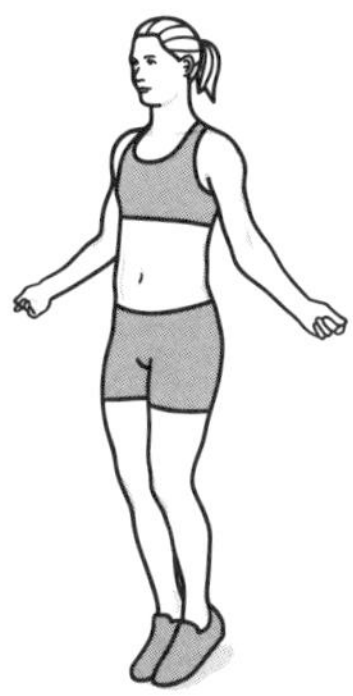

4 Seilspringen

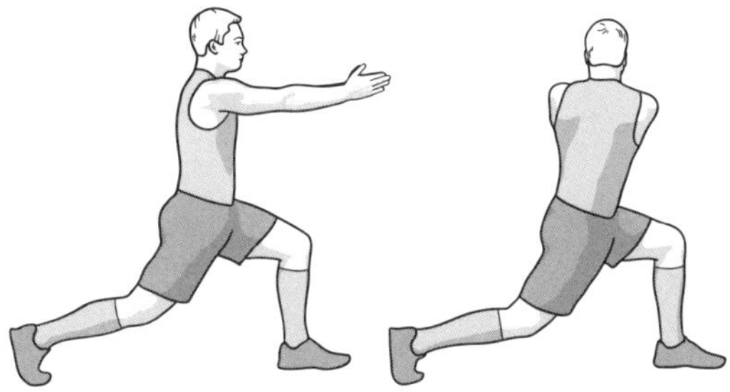

5 Ausfallschritt mit Rotation

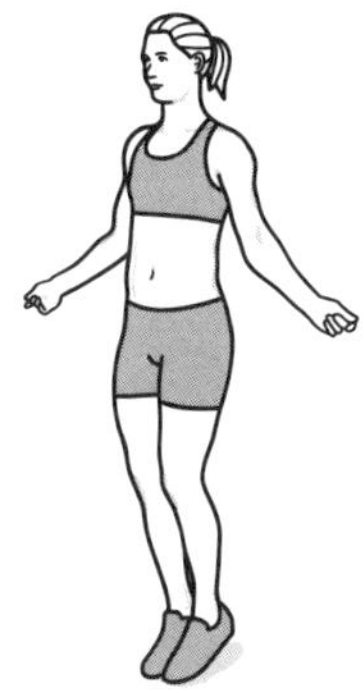

6 Seilspringen

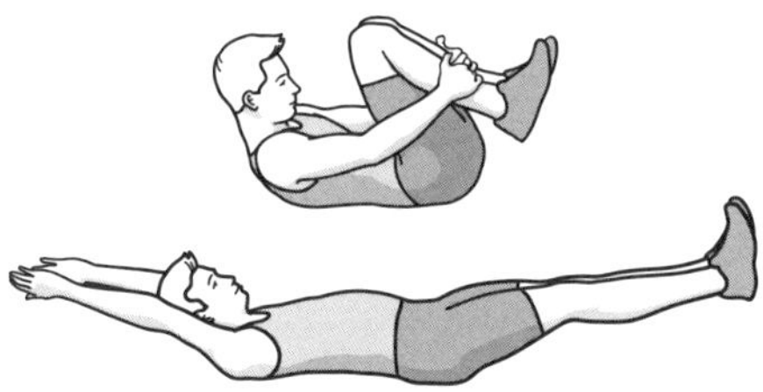

7 Bauch intensiv

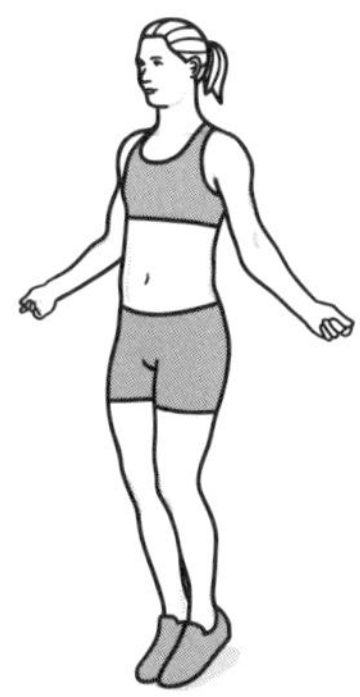

8 Seilspringen

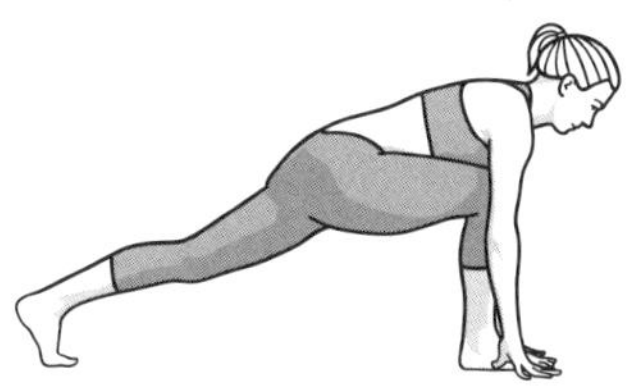

9 Dehnung Hüftbeuger

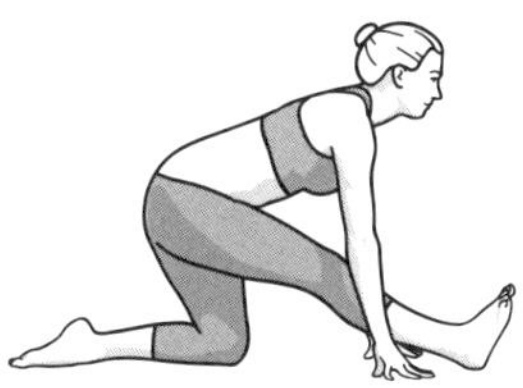

10 Dehnung Oberschenkelrückseite

48 Fortgeschrittenes Yoga zur Verbesserung der Flexibilität

1 2 **3**

Dauer: 16 Minuten

	Übungen	Wiederholungen/ Belastungszeit	Sätze	Seite
1	Zentrierung	je 1 Min. pro Seite	1	141
2	Krieger	je 2 Min. pro Seite	1	138
3	Herabschauender Hund	2 Min.	1	137
4	Kobra	2 Min.	1	138
5	Taube	je 2 Min. pro Seite	1	139
6	Krokodil	je 2 Min. pro Seite	1	139

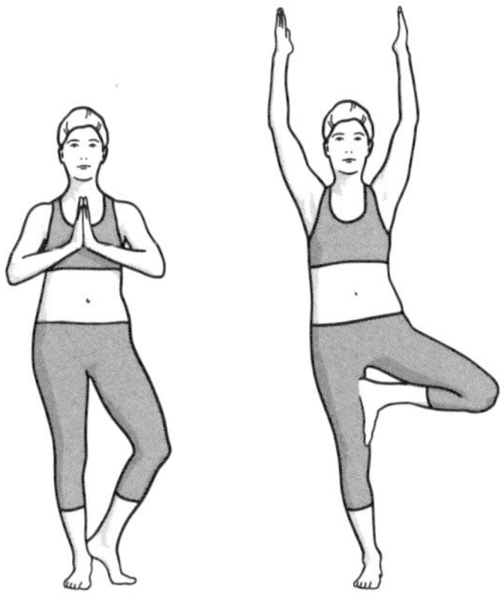

1 Zentrierung

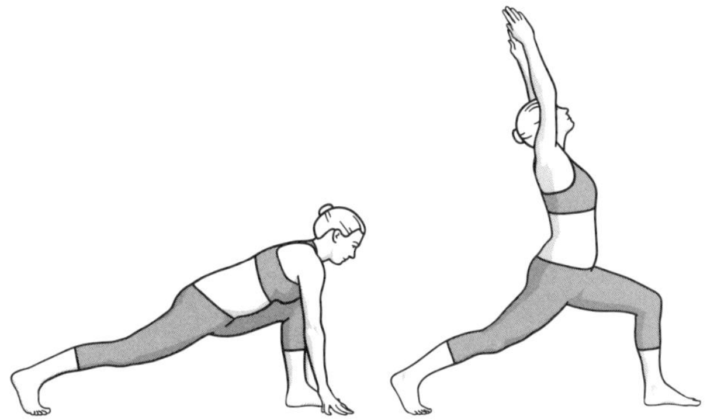

2 Krieger

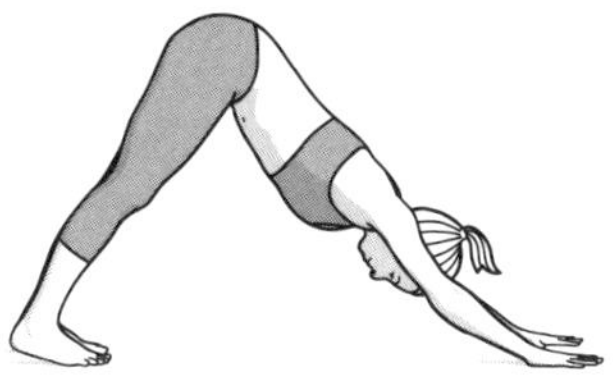

3 Herabschauender Hund

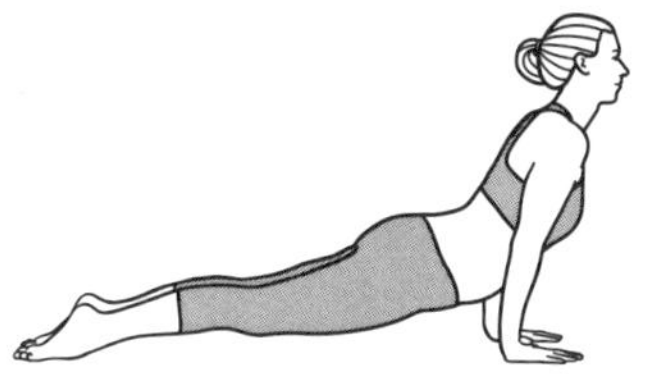

4 Kobra

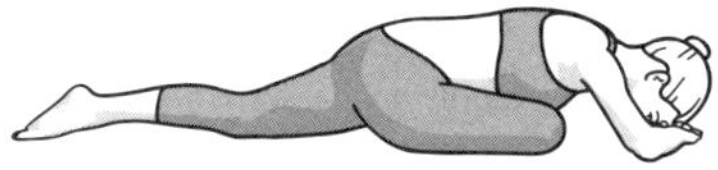

5 Taube

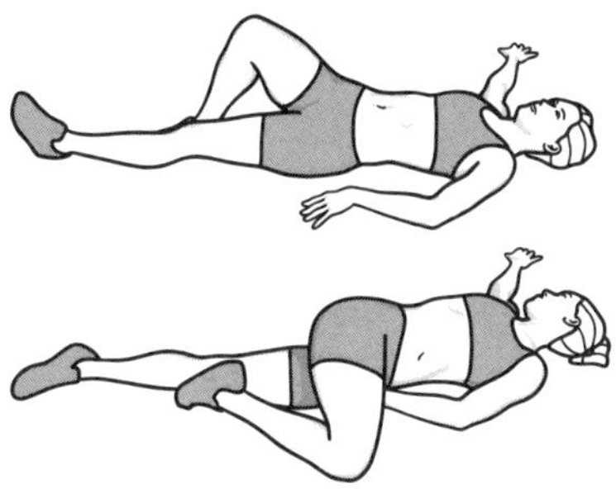

6 Krokodil

49 Komplexes Bodyweight-Training für Fortgeschrittene

1 2 3

Dauer: 30 Minuten

	Übungen	Wiederholungen/ Belastungszeit	Sätze	Seite
1	Räkeln	1 Min.	1	118
2	Katze–Kuh	15–20 Wdh.	1	117
3	Krabbeln	1 Min.	2	128
4	Plank mit Armheben	je 10–15 Wdh. pro Seite	2	128
5	Seitstütz mit Beinheben	je 8–10 Wdh. pro Seite	2	132
6	Plank umgekehrt	1 Min.	2	129
7	Bauch intensiv	15–20 Wdh.	2	125
8	Drehsitz	je 1 Min. pro Seite	1	139
9	Bauchstretch	je 1 Min. pro Seite	1	136
10	Nackendehnung im Stehen	je 1 Min. pro Seite	1	138

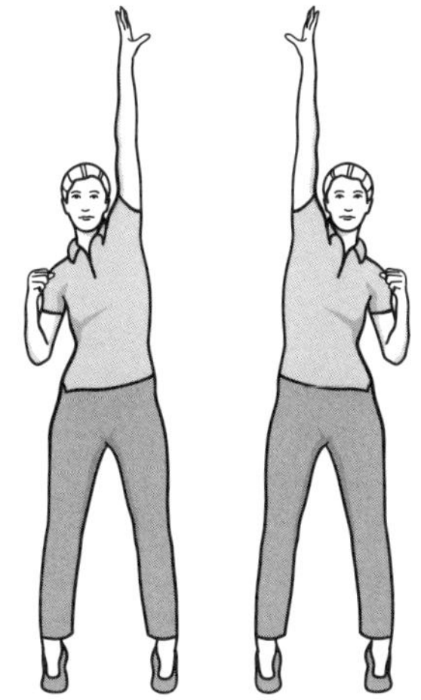

1 Räkeln

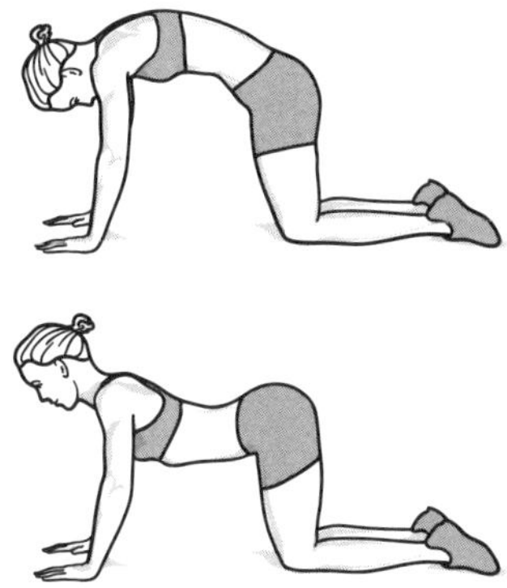

2 Katze–Kuh

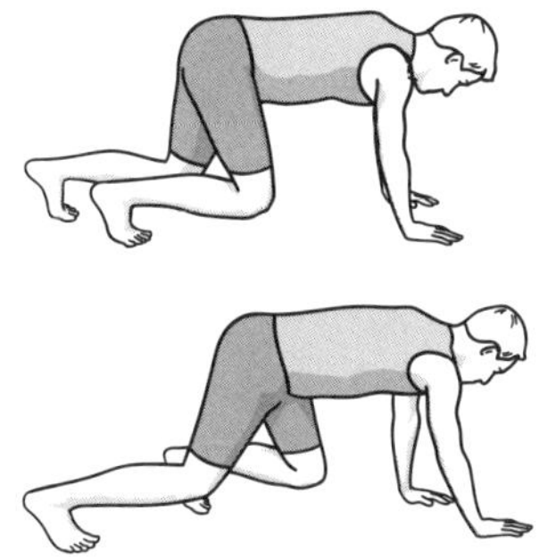

3 Krabbeln

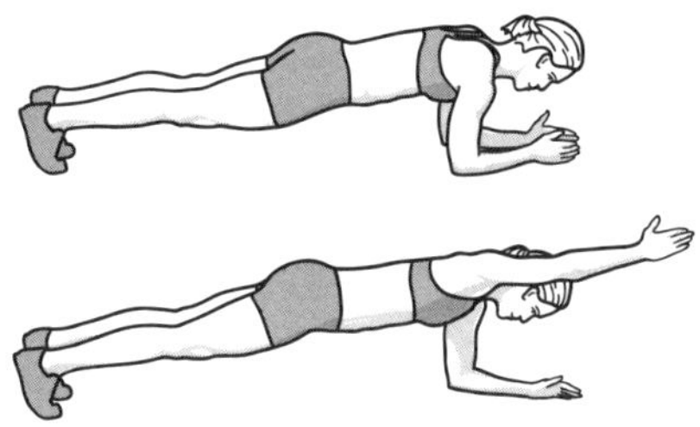

4 Plank mit Armheben

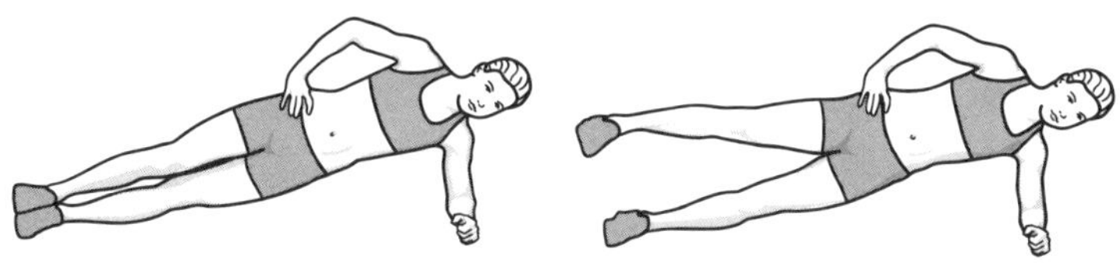

5 Seitstütz mit Beinheben

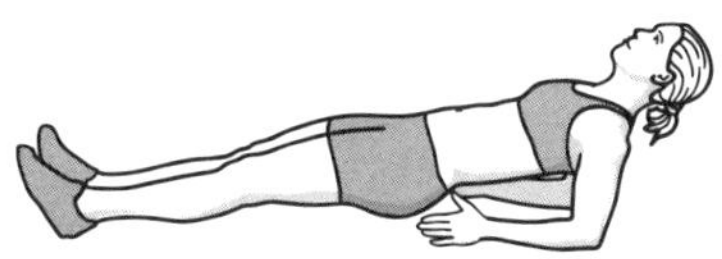

6 Plank umgekehrt

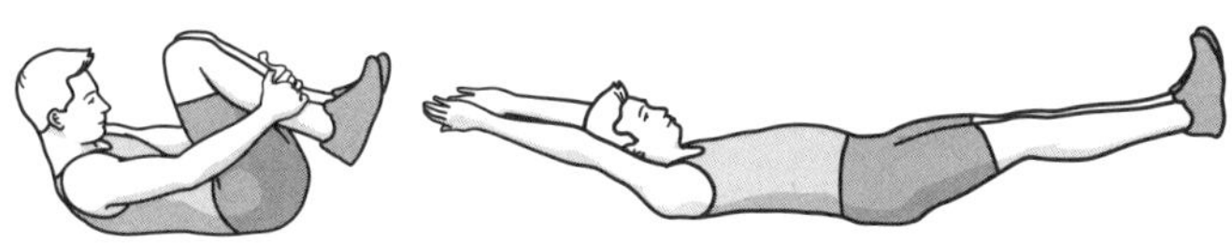

7 Bauch intensiv

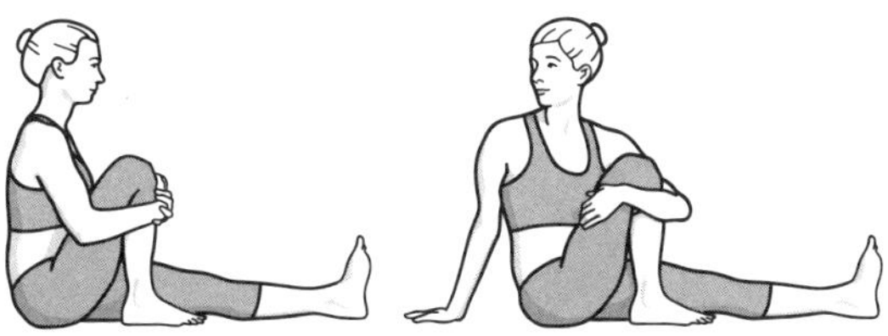

8 Drehsitz

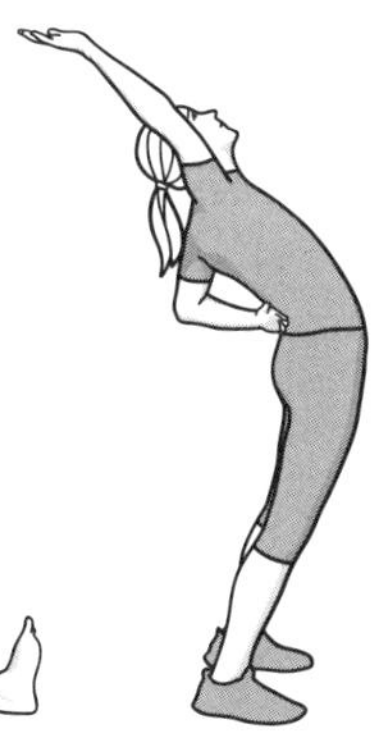

9 Bauchstretch

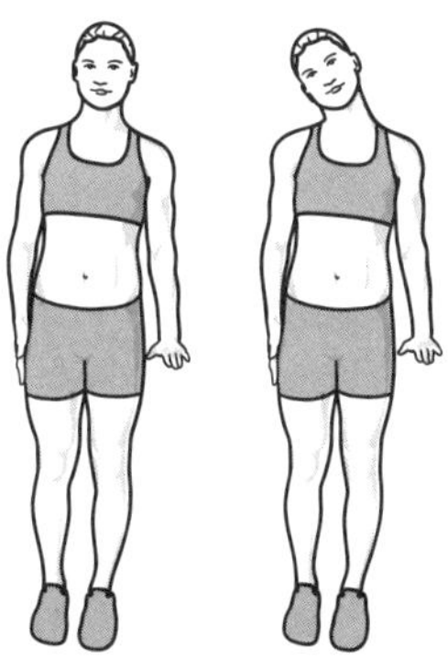

10 Nackendehnung im Stehen

50 Extrem intensives HIIT-Workout für maximale Ergebnisse

1 2 3

Dauer: 20 Minuten

	Übungen	Wiederholungen/ Belastungszeit	Sätze	Seite
1	Gehen am Platz	2 Min.	1	120
2	Knie zu Ellbogen	2 Min.	1	117
3	Laufen am Platz	20 Sek.	8	121
4	Gehen am Platz	10 Sek.	8	120
5	Sprung mit halber Drehung	20 Sek.	8	122
6	Gehen am Platz	10 Sek.	8	120
7	Sprung von rechts nach links	20 Sek.	8	122
8	Gehen am Platz	10 Sek.	8	120
9	Dehnung Beinrückseite	je 1 Min. pro Seite	1	136
10	Dehnung Oberschenkelvorderseite	je 1 Min. pro Seite	1	137

Hinweis: Starten Sie nach den beiden Aufwärmübungen mit Laufen am Platz 20 Sekunden, dann Gehen am Platz 10 Sekunden, und wiederholen Sie diese Abfolge 8-mal.

Führen Sie dann die nächste Abfolge durch mit Sprung mit halber Drehung 20 Sekunden, Gehen am Platz 10 Sekunden, Sprung von rechts nach links 20 Sekunden und Gehen am Platz 10 Sekunden, und wiederholen diese Abfolge 8-mal. Abschließend führen Sie die Dehnübungen durch.

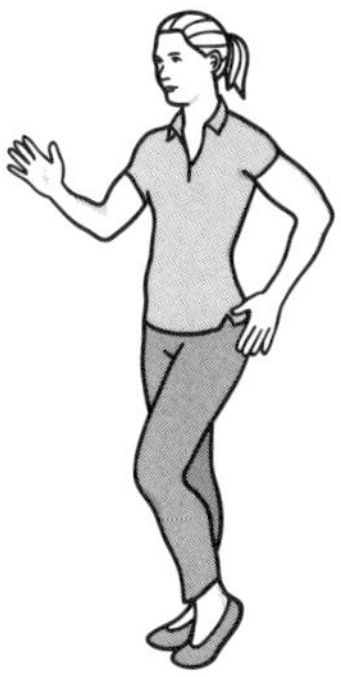

1 Gehen am Platz

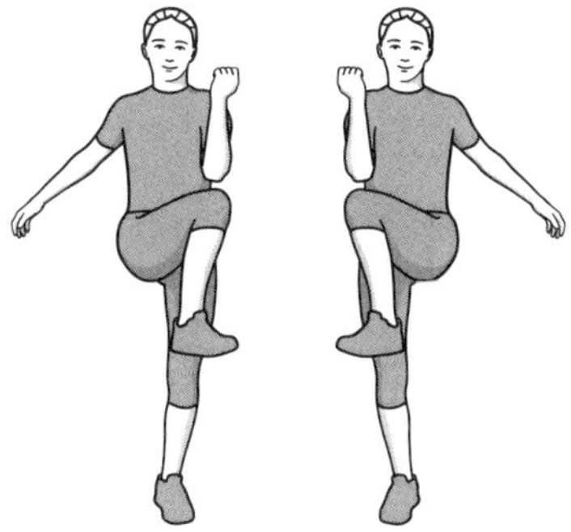

2 Knie zu Ellbogen

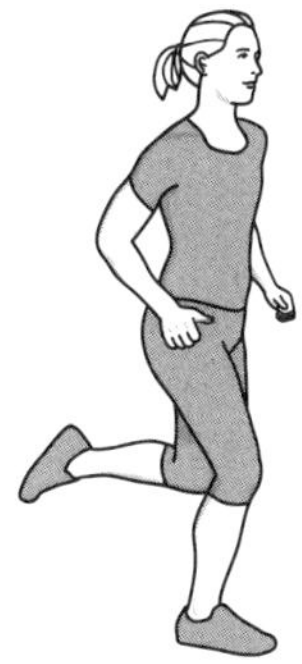

3 Laufen am Platz

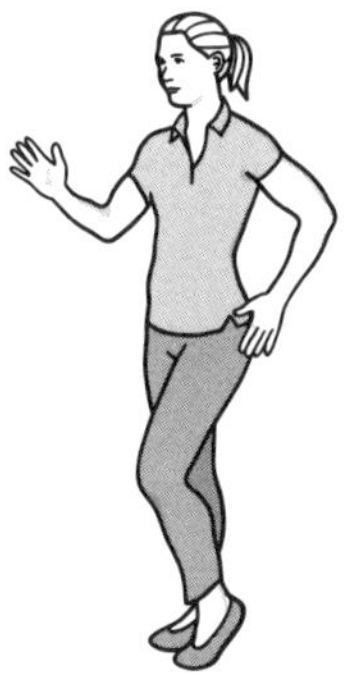

4 Gehen am Platz

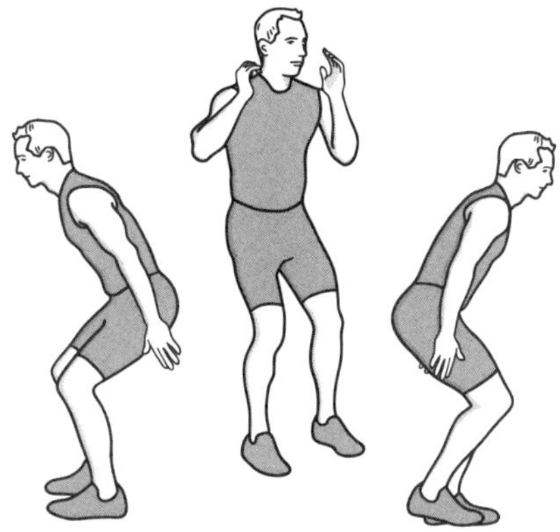

5 Sprung mit halber Drehung

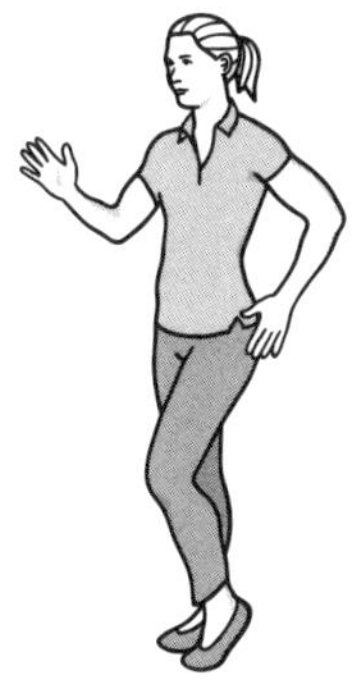

6 Gehen am Platz

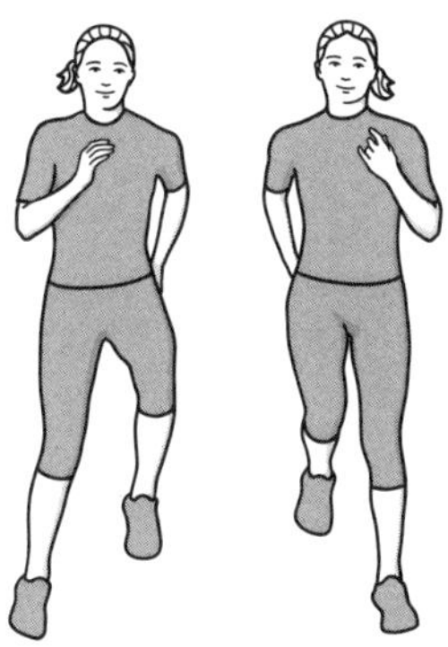

7 Sprung von rechts nach links

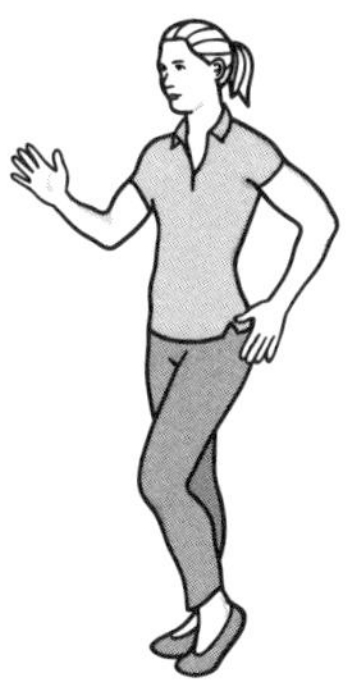

8 Gehen am Platz

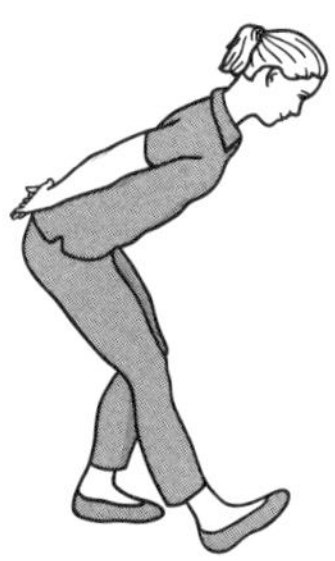

9 Dehnung Beinrückseite

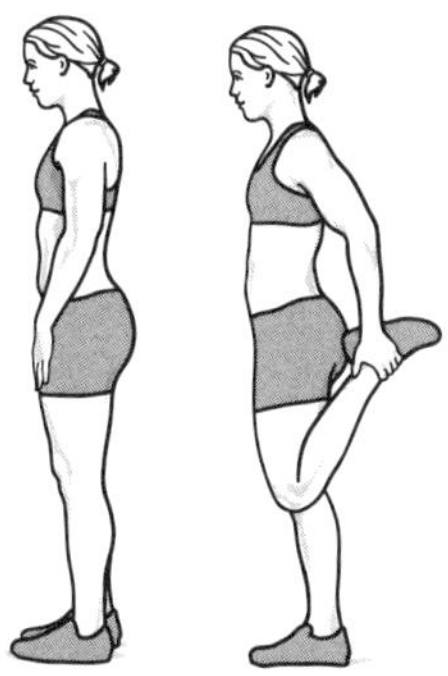

10 Dehnung Oberschenkelvorderseite

Die Übungen

3

Mobilisationsübungen

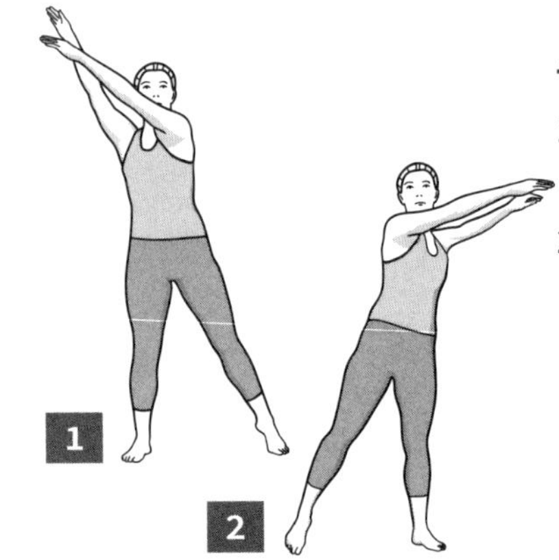

Armschwünge beidarmig

1. Einen breiten Stand einnehmen. Das Körpergewicht auf das rechte Bein verlagern. Nun beide Arme nach rechts schwingen.
2. Dann das Körpergewicht auf das linke Bein verlagern und beide Arme nach links schwingen.

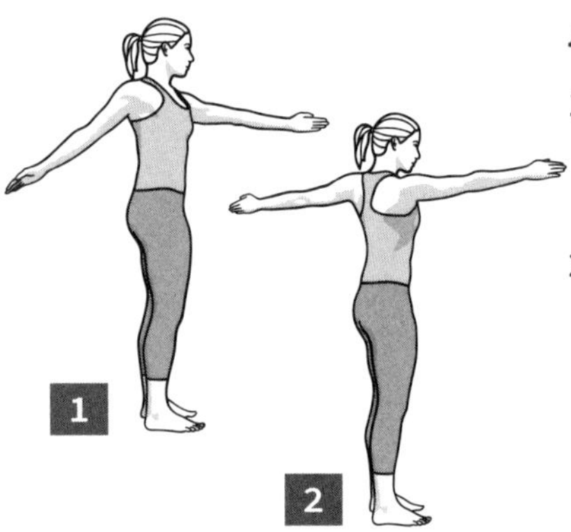

Armschwünge

1. Einen hüftbreiten, aufrechten Stand einnehmen. Nun mit dem rechten Arm zurück und mit dem linken Arm nach vorne pendeln. Dabei die Knie locker beugen und strecken.
2. Dann mit dem linken Arm nach vorne und mit dem rechten Arm zurück pendeln.

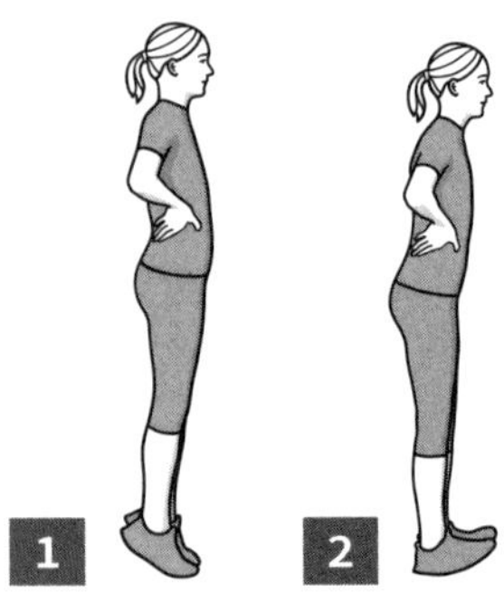

Fußwippe

1. Einen hüftbreiten, aufrechten Stand einnehmen. Die Hände in die Seite stützen. Die Fersen vom Boden abheben.
2. Dann die Füße wieder aufstellen und anschließend die Fußspitzen abheben.

Hüftmobilisation

1. Rückenlage mit etwas breiter als hüftbreit auf den Fersen aufgestellten Füßen einnehmen und die Arme zur Seite ablegen.
2. Nun die Knie zu einer Seite fallen lassen und dabei gleichzeitig den Kopf zur Gegenseite drehen. Zur anderen Seite wiederholen.

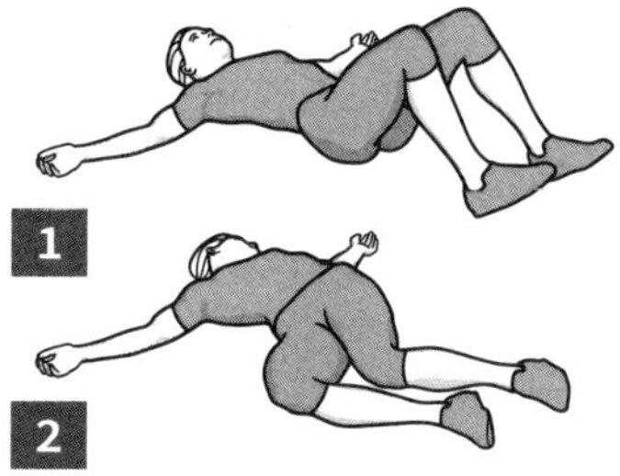

Katze–Kuh

1. Einen Vierfüßlerstand einnehmen. Die Hände unter den Schultern, die Knie unter den Hüftgelenken platzieren. Nun den Rücken in Richtung Decke runden.
2. Dann den Rücken in Richtung Boden senken. Die Bewegungsabfolge bewusst und langsam ausführen.

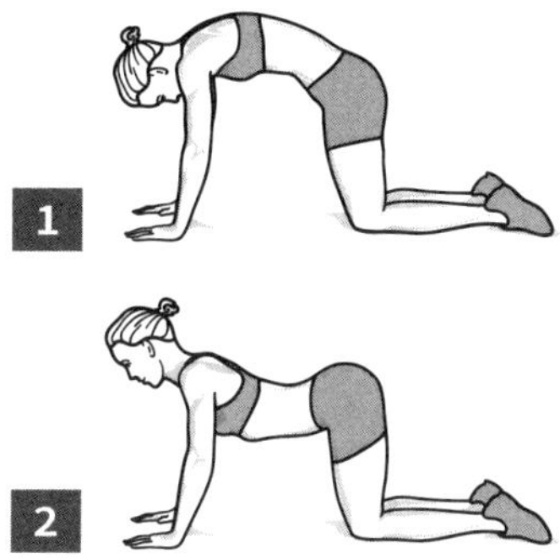

Knie anziehen im Stehen

Auf ein Bein stellen. Das andere Bein knapp unter dem Kniegelenk mit beiden Händen fassen und in Richtung Oberkörper ziehen. Dabei den Oberkörper aufgerichtet halten. Im Wechsel das rechte und linke Bein hochziehen.

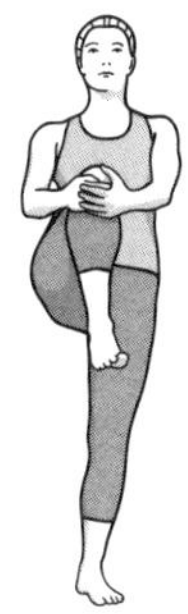

Knie zu Ellbogen

1. Einen aufrechten Stand einnehmen. Nun ein Knie heben und den gegenüberliegenden Ellbogen in Richtung Knie führen. Den Oberkörper dabei aufrecht halten.
2. Dann zurück in die Ausgangsposition gehen, anschließend das andere Knie heben und den gegenüberliegenden Ellbogen in Richtung Knie führen.

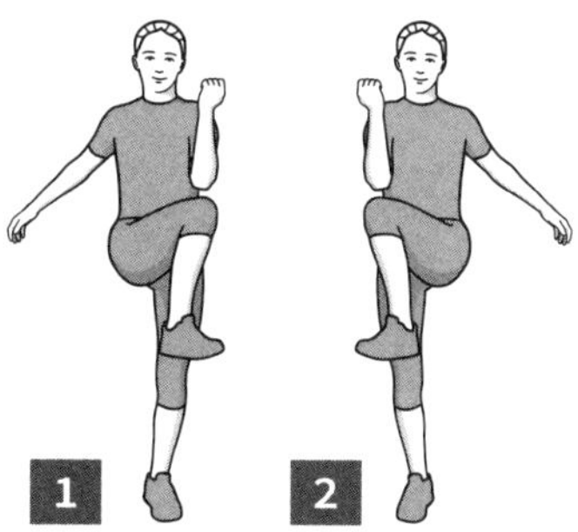

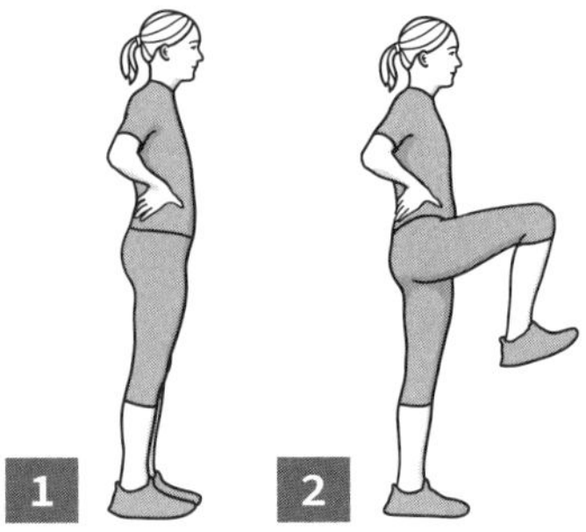

Knie heben

1. Einen aufrechten Stand einnehmen. Die Hände in die Seite stützen.
2. Nun die Knie im Wechsel rechts und links heben. Dabei den Rücken gerade halten.

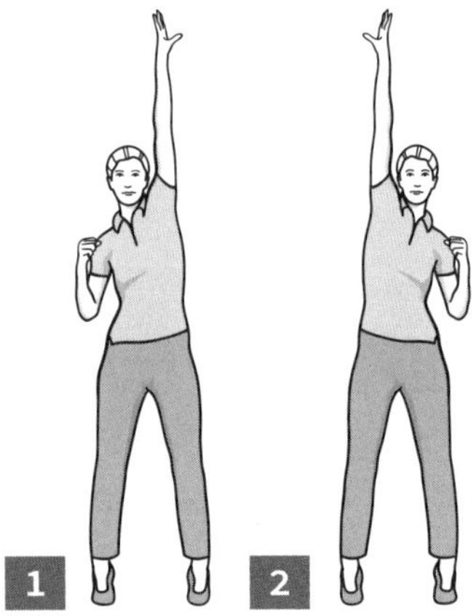

Räkeln

1. Einen aufrechten Stand einnehmen. Nun die Arme abwechselnd zur Decke strecken und räkeln und strecken.
2. Den ganzen Körper einsetzen. In verschiedenste Richtungen bewegen.

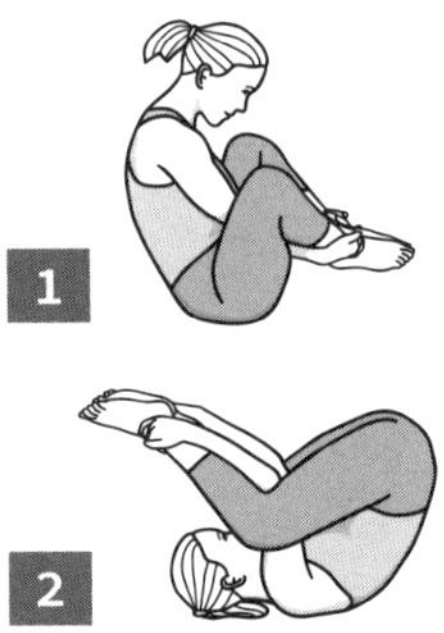

Rolling like a Ball

1. Einen runden Sitz mit angewinkelten, gegrätschten Beinen einnehmen und mit den Händen die Fußgelenke von innen nach außen fassen. Die Füße schweben über dem Boden.
2. Nun mit dem Einatmen nach hinten rollen. Der Kopf bleibt dabei in der Luft. Mit dem Ausatmen wieder nach vorne zurück in den Sitz rollen, die Füße dabei nicht absetzen.

Rotation im Stehen

1. Einen hüftbreiten Stand einnehmen. Die Knie sind etwas gebeugt. Nun den Oberkörper mit dem Ausatmen zu einer Seite drehen und mit dem Einatmen zurück zur Mitte drehen.
2. Dann mit dem Ausatmen zur anderen Seite drehen, dabei den Blick mit der Bewegung mitnehmen. Das Becken dabei stabil halten.

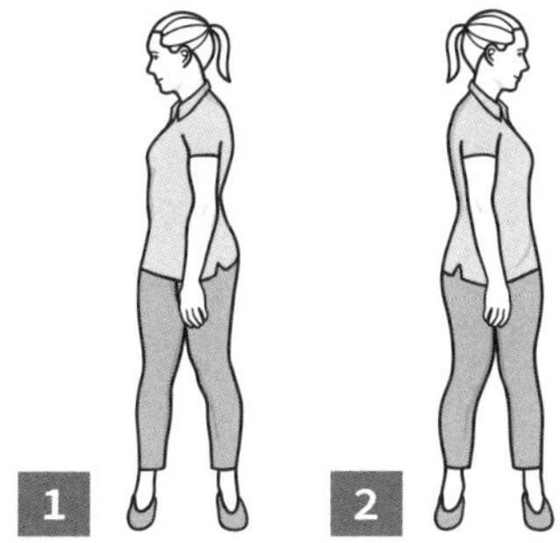

Katze–Kuh im Stehen

1. Einen hüftbreiten Stand einnehmen. Den Oberkörper nach vorne beugen, die Knie gebeugt halten. Der Rücken ist gerade. Beide Hände kurz über dem Knie auf die Oberschenkel abstützen, die Finger zeigen nach innen.
2. Nun den ganzen Rücken runden. Dabei das Kinn in Richtung Brustbein einrollen.

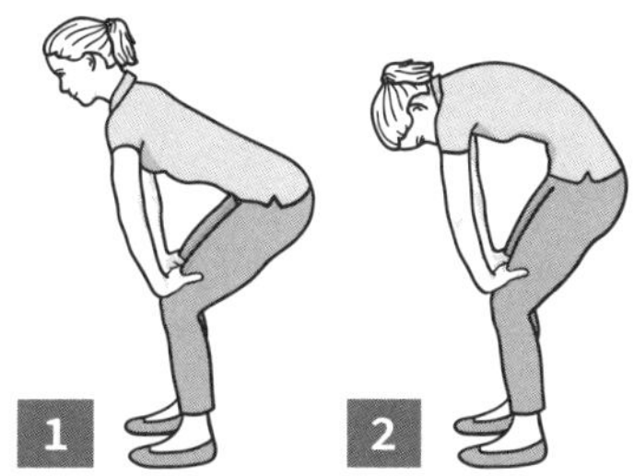

Rotation im Ausfallschritt

1. Eine Schrittstellung einnehmen, bei der das rechte Bein vorne steht. Den rechten Arm mit dem Daumen zur Decke zeigend nach vorne strecken.
2. Nun den Arm so weit wie möglich nach hinten bewegen, dabei folgt der Blick dem Daumen. Die Übung im Wechsel rechts und links durchführen.

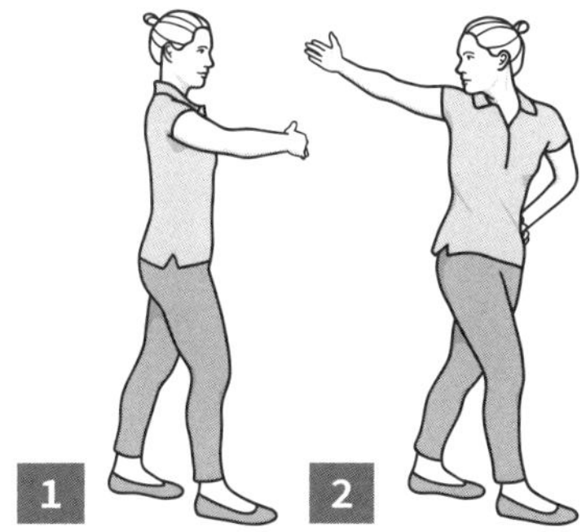

Rücken rund gerade im Sitzen

1. Einen aufrechten Sitz mit aufgestellten Beinen einnehmen. Die Unterschenkel kurz unter den Knien mit den Händen fassen.
2. Nun mit dem Ausatmen den Rücken runden, die Arme strecken. Mit dem Einatmen den Rücken wieder strecken und die Arme beugen.

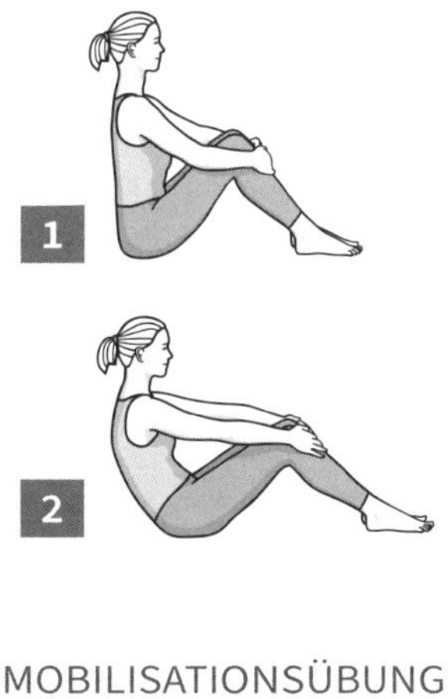

Herz-Kreislauf-Training

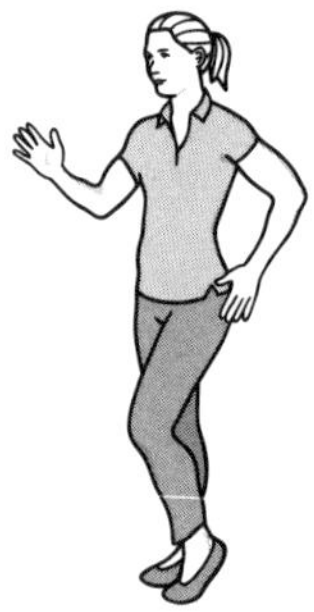

Gehen am Platz

Einen aufrechten, hüftbreiten Stand einnehmen. Nun am Platz gehen, dabei die Arme dynamisch neben dem Körper mitführen.

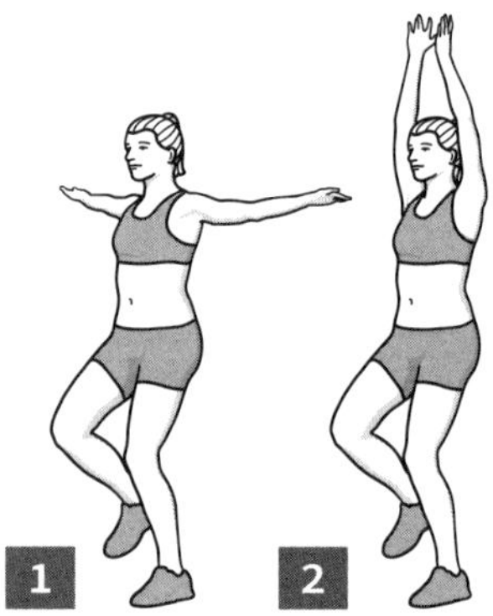

Gehen plus Armbewegung

1. Einen aufrechten, hüftbreiten Stand einnehmen. Nun am Platz gehen, dabei die Arme zur Seite strecken.
2. Anschließend die Arme zur Decke strecken. Diese Armbewegung beim Weitergehen fortführen. Die Schultern dabei unten halten.

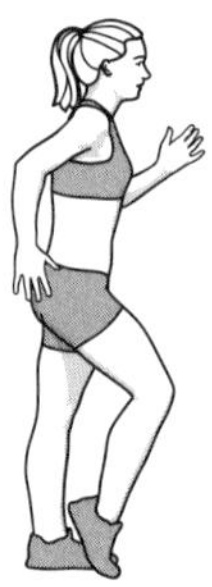

Füße abrollen

Einen aufrechten, hüftbreiten Stand einnehmen. Nun die Füße abwechselnd am Platz von der Ferse zur Fußspitze abrollen.

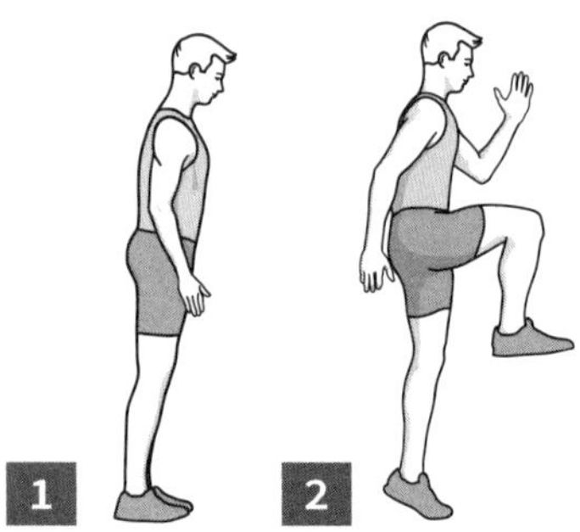

Kniehebelauf

1. Einen aufrechten Stand einnehmen.
2. Nun im Wechsel das rechte und linke Knie dynamisch nach oben ziehen und dabei jeweils den gegenüberliegenden Arm mitschwingen lassen.

Kleine Sprünge

1. Einen aufrechten, hüftbreiten Stand einnehmen. Die Hände in die Seiten stützen.
2. Nun leicht in die Knie gehen und aus dieser Position heraus einen kleinen Sprung am Platz ausführen. Dabei sanft landen.

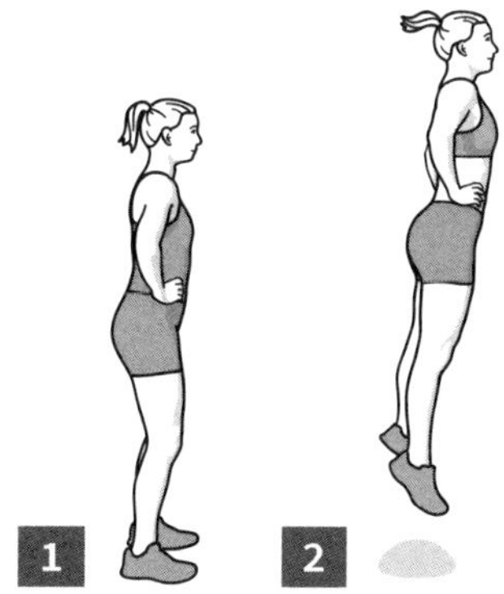

Laufen am Platz

Eine lockere Laufbewegung am Platz ausführen. Dabei die Füße sanft am Boden von der Fußspitze zur Ferse abrollen. Die Arme locker am Körper mitschwingen.

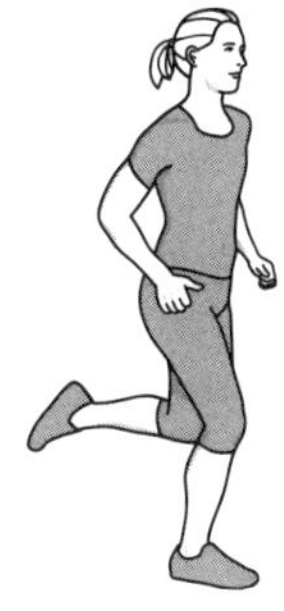

Jumping Jack

1. Einen aufrechten, hüftbreiten Stand einnehmen.
2. Nun mit beiden Beinen vom Boden abspringen, dabei die Beine in die Grätsche bewegen. Die Hände diagonal nach oben strecken. Danach wieder hüftbreit landen und die Arme neben den Körper fallen lassen.

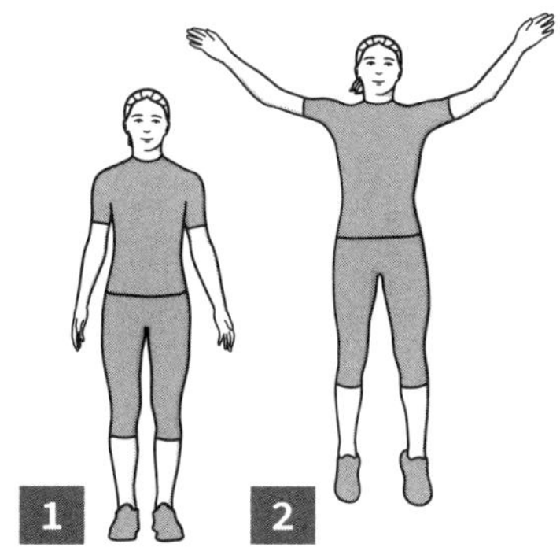

Power Walk

Einen aufrechten, hüftbreiten Stand einnehmen. Nun dynamisch am Platz gehen, dabei die Arme rechtwinklig neben dem Körper mitführen.

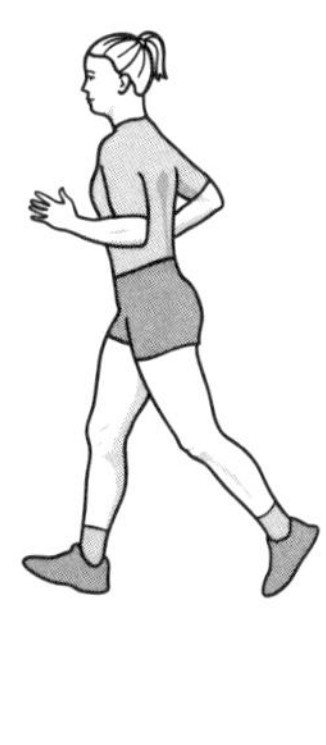

MOBILISATIONS-ÜBUNGEN
HERZ-KREISLAUF-TRAINING
KRÄFTIGUNG OBERKÖRPER UND BAUCH
KRÄFTIGUNG BEINE UND GESÄSS
DEHNÜBUNGEN
ENTSPANNUNG/WAHRNEHMUNG
KOORDINATIONS-ÜBUNGEN

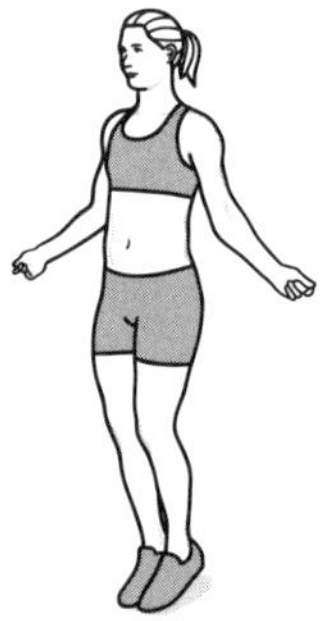

Seilspringen

Eine lockere Seilspringbewegung am Platz ausführen. Dabei auf dem Mittelfuß springen. Die Arme bewegen sich in einer kleinen Kreisbewegung neben dem Körper mit, als hätte man ein Seil in der Hand.

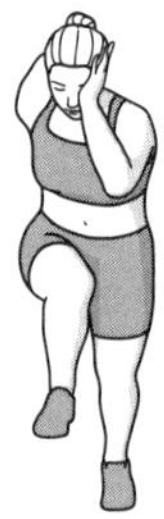

Sprint

Einen aufrechten, hüftbreiten Stand einnehmen. Nun am Platz schnell laufen, dabei den Oberkörper etwas nach vorne neigen, die Knie hochziehen und die Arme dynamisch neben dem Körper mitführen.

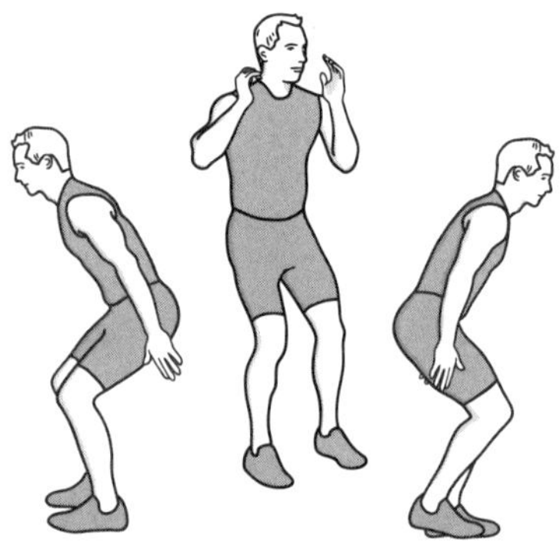

1 2 3

Sprung mit halber Drehung

1. Einen aufrechten, hüftbreiten Stand einnehmen. Die Knie beugen und den Oberkörper etwas nach vorne beugen.
2. Nun beidbeinig vom Boden abspringen und in der Luft eine halbe Drehung ausführen. Die Unterarme dabei beugen, um Schwung zu holen.
3. Beidbeinig sanft landen.

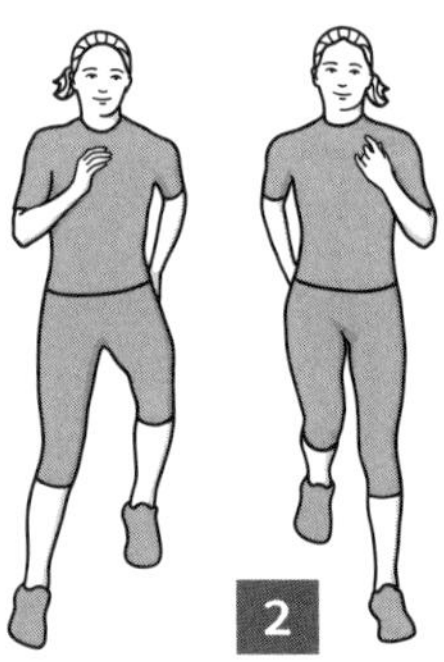

1 2

Sprung von rechts nach links

1. Einen aufrechten, hüftbreiten Stand einnehmen. Nun ein Bein heben und mit dem Standbein dynamisch zur Seite abspringen. Die Arme dabei dynamisch mitnehmen.
2. Auf dem anderen Bein leise landen.

Übungen zur Kräftigung des Oberkörpers und des Bauchs

Armkreisen in Rückenlage

1. Eine Rückenlage mit angezogenen Beinen einnehmen. Die Unterschenkel mit beiden Händen fassen, den Kopf anheben.
2. Nun die Arme von den Beinen lösen und mit beiden Armen große Kreise nach hinten, zur Seite und nach vorne ausführen. Dabei die Beine etwas vom Körper wegbewegen, bis die Knie sich senkrecht über den Hüftgelenken befinden. Der Kopf bleibt angehoben.

1
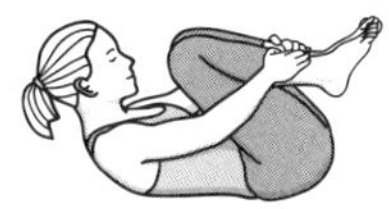

2
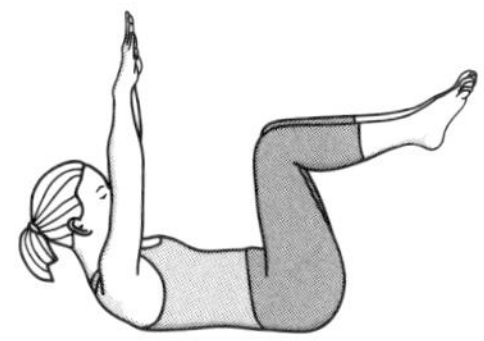

Armheben zur Seite

1. Einen hüftbreiten Stand einnehmen. In beiden Händen jeweils eine Hantel halten.
2. Nun einen Arm etwas gebeugt zur Seite anheben, maximal bis etwas über Schulterhöhe. Dabei das Handgelenk in einer Linie mit dem Unterarm behalten. Den Nacken entspannen.
3. Den Arm absenken und den anderen Arm wie in Schritt 2 zur Seite heben.

1
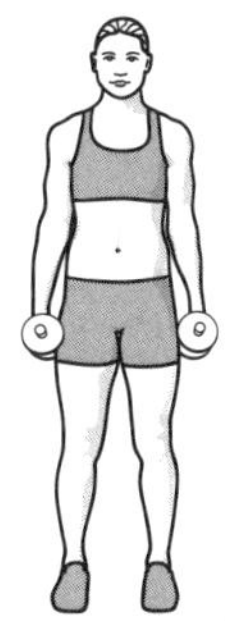

2
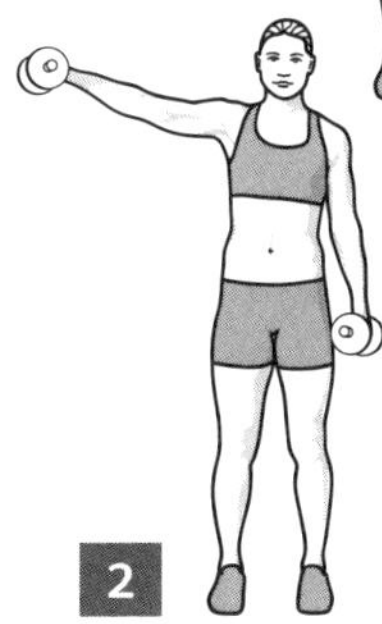

3
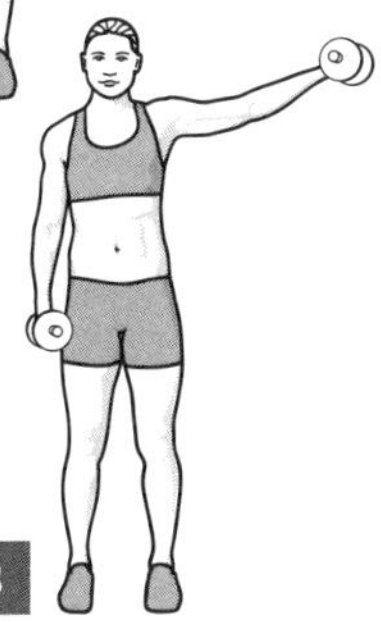

Bankstellung

1. Eine Bankstellung einnehmen. Die Hände befinden sich unter den Schultergelenken, die Knie unter den Hüftgelenken, der Kopf in Verlängerung der Wirbelsäule. Einen Arm und das gegenüberliegende Bein parallel zum Boden strecken.
2. Nun den Ellbogen und das Knie zueinanderbewegen. Dabei den Rücken runden.

1
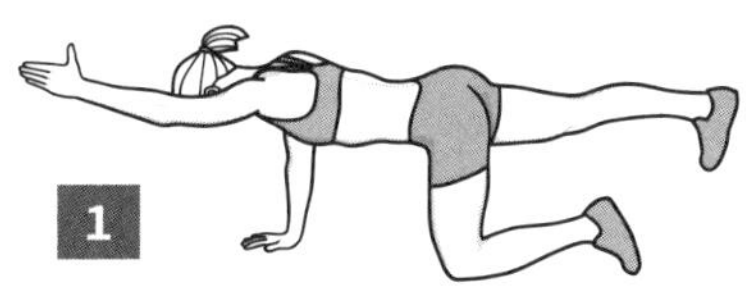

2
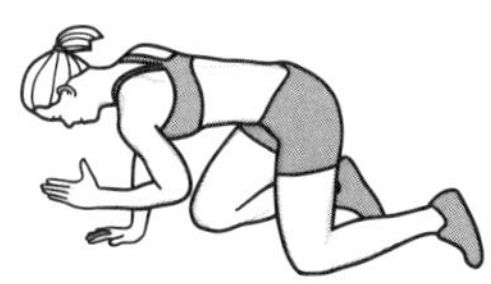

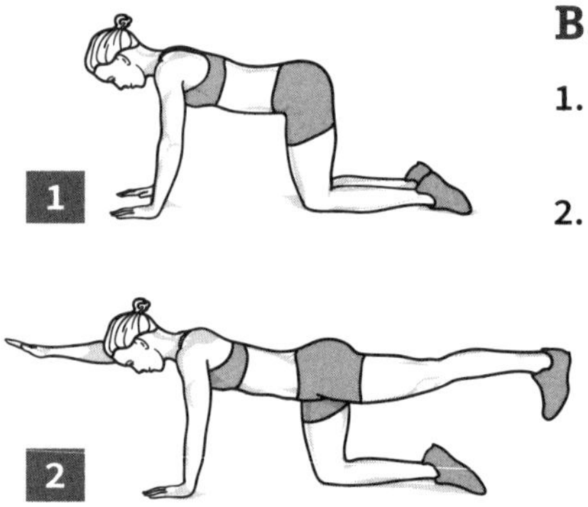

Bankstellung Arm und Bein strecken

1. Eine Bankstellung einnehmen. Die Hände dabei unter den Schultern, die Knie unter den Hüftgelenken platzieren.
2. Nun im Wechsel den rechten Arm und das linke Bein nach vorne und hinten strecken, danach den linken Arm und das rechte Bein. Den Rücken ruhig halten.

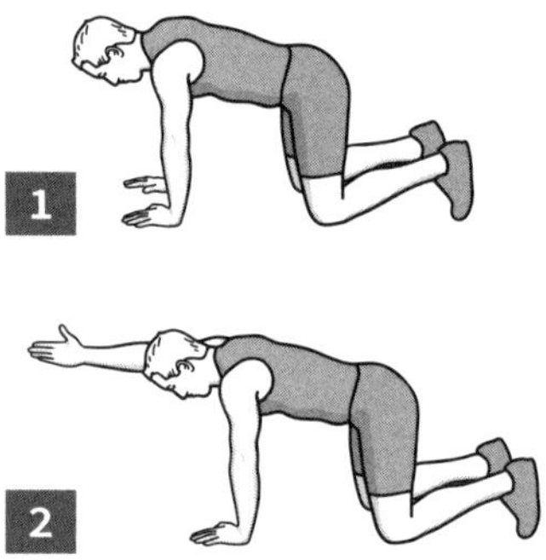

Bankstellung mit Armstrecken

1. Eine Bankstellung einnehmen. Die Hände befinden sich unter den Schultergelenken, die Knie unter den Hüftgelenken, der Kopf in Verlängerung der Wirbelsäule.
2. Nun einen Arm parallel zum Boden nach vorne ausstrecken. Dabei das Körpergewicht in der Mitte behalten. Der Daumen zeigt in Richtung Decke.

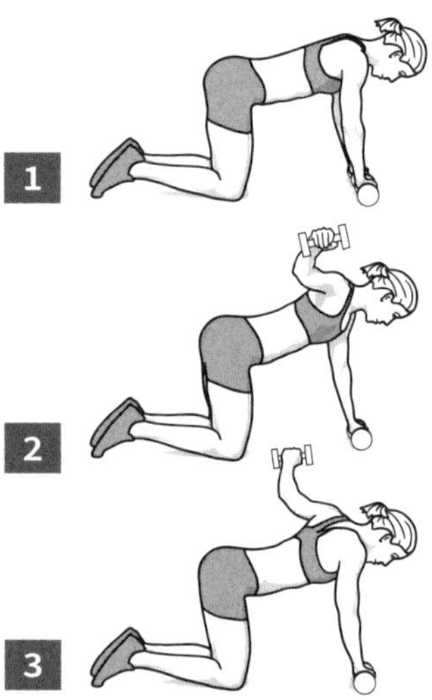

Bankstellung mit Armheben zur Seite

1. Eine Bankstellung einnehmen. Die Hände befinden sich unter den Schultergelenken, die Knie unter den Hüftgelenken, der Kopf in Verlängerung der Wirbelsäule.
2. Nun einen Arm zur Seite anheben. Der Arm befindet sich parallel über dem Boden. Dabei das Körpergewicht in der Mitte behalten.
3. In die Ausgangsposition zurückkehren und Schritt 2 mit dem anderen Arm wiederholen. Diese Übung kann wahlweise mit Gewichten ausgeführt werden.

Bauch intensiv

1. Eine Rückenlage mit angezogenen Beinen einnehmen. Die Unterschenkel mit beiden Händen fassen, den Kopf anheben.
2. Nun die Beine knapp über dem Boden ausstrecken und die Arme hinter den Kopf strecken, anschließend Beine und Arme wieder beugen. Der Kopf bleibt dabei angehoben.

1

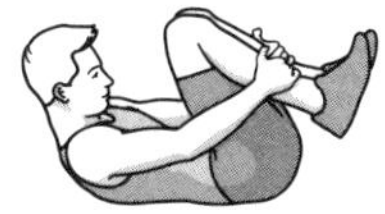

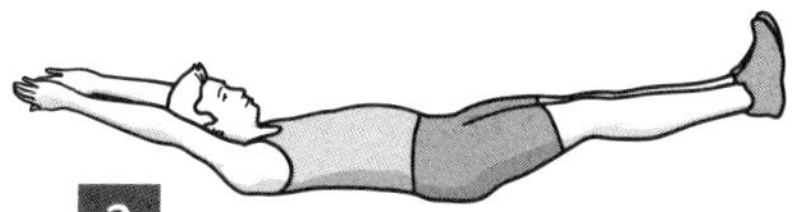

2

Bauch schräg mit angehobenen Beinen

1. Eine Rückenlage mit rechtwinklig angehobenen Beinen einnehmen. Die Hände stützen den Kopf.
2. Nun das Brustbein in Richtung des gegenüberliegenden Knies anheben. Dabei zwischen Brustbein und Kinn ungefähr eine Handbreit Platz halten. Dann wieder absenken und zur anderen Seite ausführen.

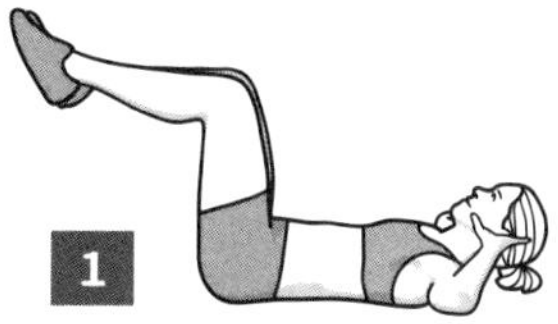

1

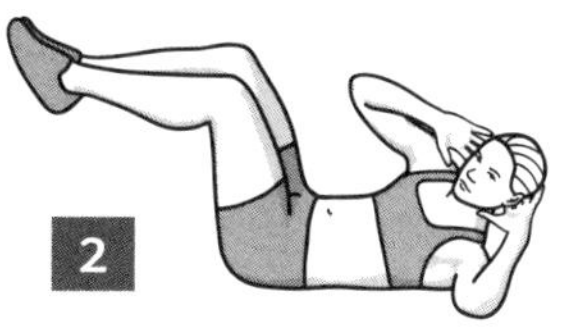

2

Bauch schräg mit gestrecktem Bein

1. Eine Rückenlage einnehmen. Die Arme neben den Körper ablegen. Die Fußspitzen anziehen.
2. Nun einen Arm im rechten Winkel zur Seite ablegen und den anderen Arm sowie das gegenüberliegende Bein gestreckt anheben und Fingerspitzen und Fußspitzen zueinanderführen.

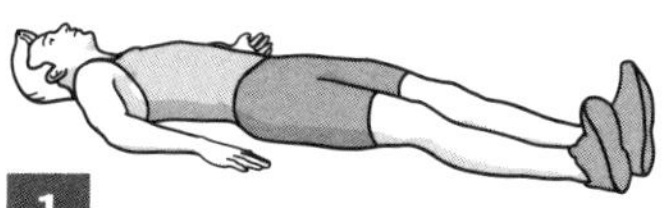

1

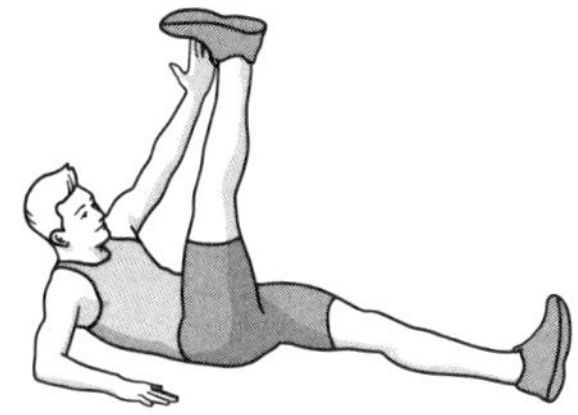

2

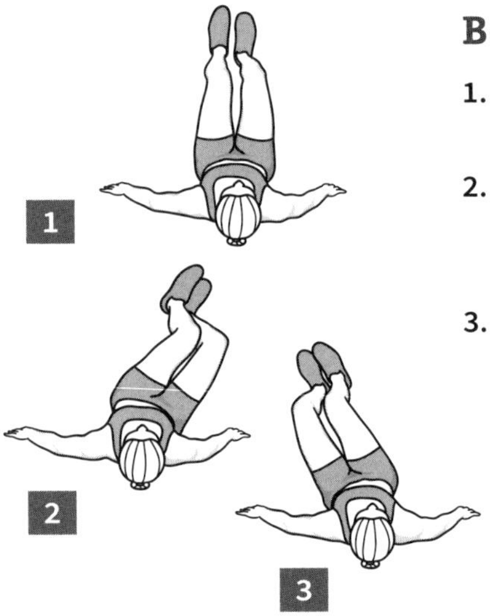

Beinpendel

1. Rückenlage mit rechtwinklig angehobenen Beinen einnehmen. Die Arme etwas vom Rumpf entfernt ablegen.
2. Nun die Beine mit dem Ausatmen etwas nach rechts und mit dem Einatmen zur Mitte bewegen. Die Schultern dabei am Boden behalten.
3. Mit dem nächsten Ausatmen die Beine etwas nach links und mit der Einatmung wieder in die Mitte bewegen.

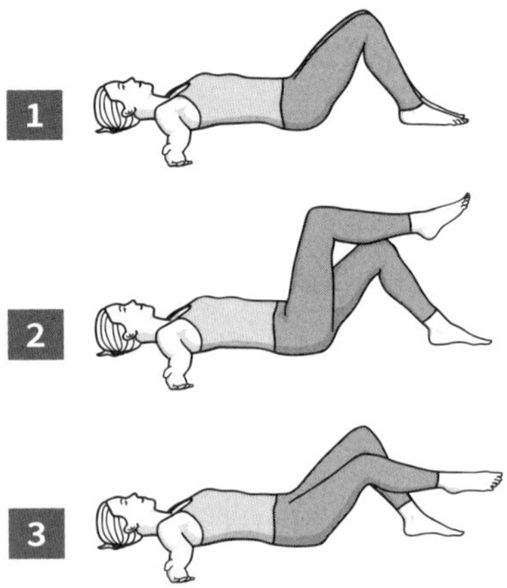

Bein rechtwinklig abkippen

1. Rückenlage mit aufgestellten Beinen einnehmen. Die Arme zur Seite ablegen.
2. Nun ein Bein rechtwinklig anheben.
3. Das angehobene Bein etwas zur Seite abkippen und wieder anheben. Dabei ruhig liegen bleiben und das Bein nur so weit abkippen, wie das Becken es erlaubt.

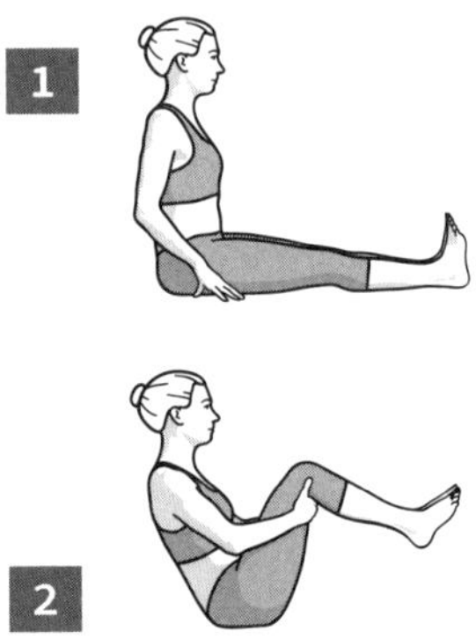

Boot

1. Einen aufrechten Sitz mit gestreckten Beinen auf dem Boden einnehmen.
2. Nun die Beine anheben und mit beiden Händen die Oberschenkel greifen. Der Rücken bleibt so gerade wie möglich. Die Balance halten.

Criss Cross

1. Rückenlage mit rechtwinklig angehobenen Beinen einnehmen. Die Hände am Kopf abstützen, dabei die Ellbogen nach außen zeigen lassen. Das rechte Knie mit dem Einatmen anziehen, das linke Bein strecken. Mit dem Ausatmen das Brustbein in Richtung des rechten Knies bewegen, diagonal nach oben.
2. Nun mit dem Einatmen das rechte Bein strecken und das linke beugen und mit dem Ausatmen den Oberkörper zum linken Knie drehen.

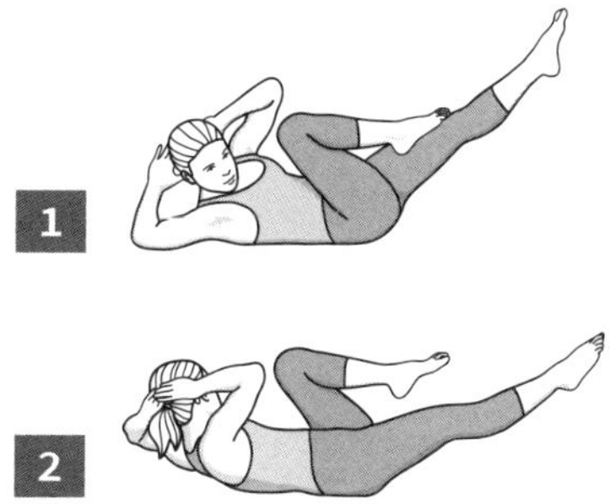

Durchtauchen

1. Bankstellung einnehmen. Dabei die Hände unter den Schultern und die Knie unter den Hüftgelenken platzieren.
2. Mit dem Einatmen einen Arm in Richtung Decke strecken. Den Oberkörper dabei weit aufdrehen.
3. Mit dem Ausatmen den Arm senken und unter der anderen Schulter hindurchbewegen, bis die Schulter fast den Boden berührt.

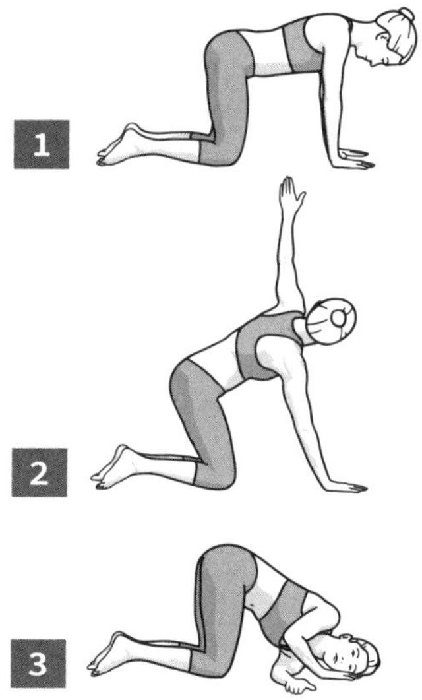

Gewicht einseitig heben

1. Einen aufrechten, hüftbreiten Stand einnehmen. Die Knie sind etwas gebeugt. In einer Hand ein Gewicht (zum Beispiel eine Kettlebell, Hantel oder Wasserflasche) halten. Den Unterarm zum Körper hin anheben, die Handfläche zeigt dabei weg vom Körper. Das Gewicht in Höhe der Schulter halten.
2. Nun das Gewicht mit dem Ausatmen in Richtung Decke strecken, die Handfläche zeigt nach vorne. Dabei den Arm strecken.

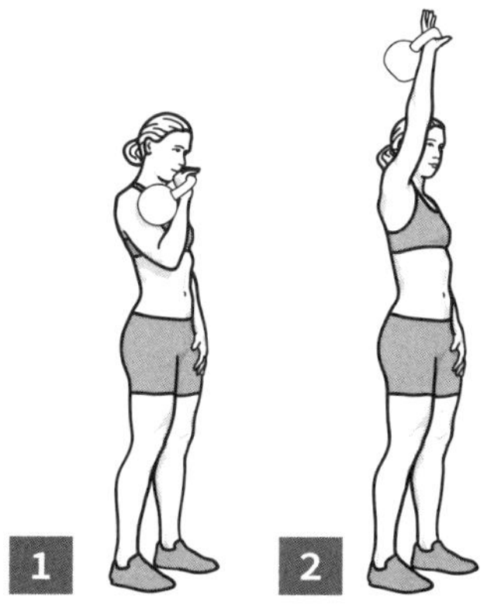

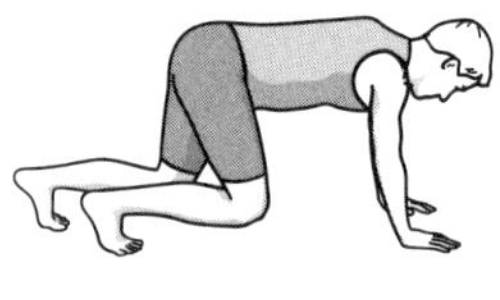
1

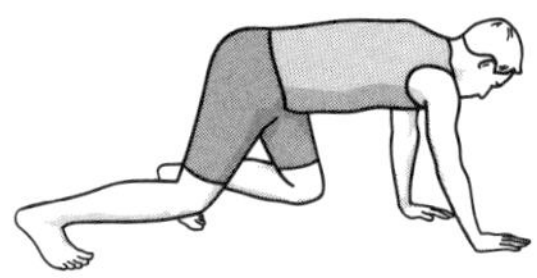
2

Krabbeln

1. Bankstellung einnehmen. Die Hände befinden sich dabei unter den Schultergelenken, die Knie unter den Hüftgelenken, der Kopf in Verlängerung der Wirbelsäule. Die Knie vom Boden abheben.
2. Nun eine Hand und den gegenüberliegenden Fuß vom Boden etwas abheben und etwa eine Handbreit weiter vorne absetzen. Das Knie schwebt während der Bewegung knapp über dem Boden. Einige Male vorwärts krabbeln, dann einige Male rückwärts.

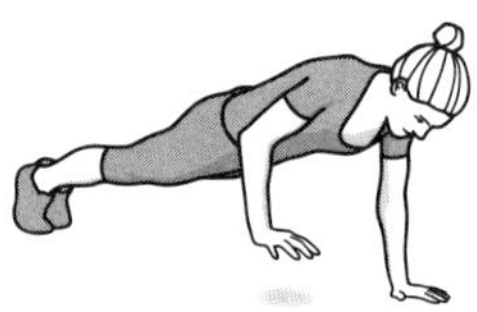

Liegestützposition mit Handheben

Eine Liegestützposition einnehmen. Die Hände unterhalb der Schultergelenke am Boden abstützen, die Füße schließen. Der Körper befindet sich in einer Linie. Nun im Wechsel die Hände etwas vom Boden abheben.

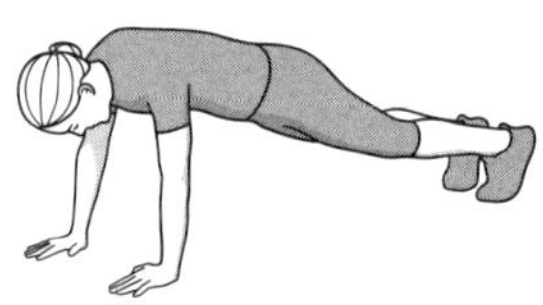
1

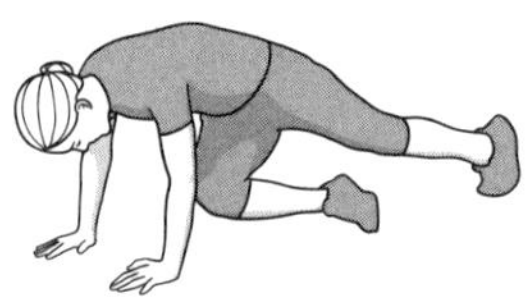
2

Mountain Climber

1. Eine Liegestützposition einnehmen. Die Hände unterhalb der Schultergelenke am Boden abstützen, die Füße schließen. Der Körper befindet sich in einer Linie.
2. Nun im Wechsel die Knie in Richtung Brustbein ziehen.

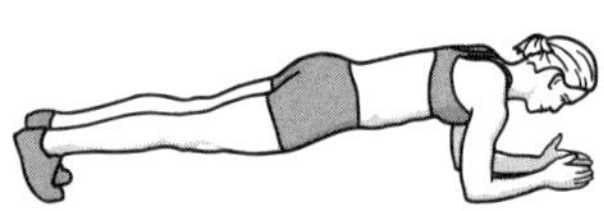
1

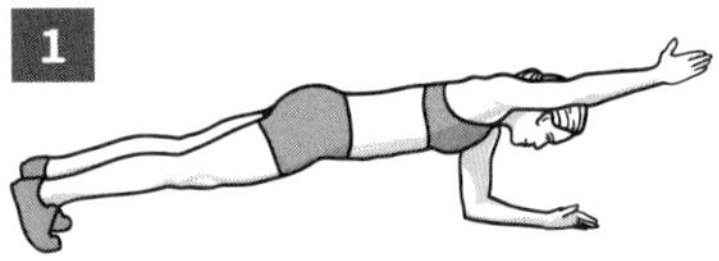
2

Plank mit Armheben

1. Einen Unterarmstütz mit gestreckten Beinen einnehmen. Die Ellbogen befinden sich unterhalb der Schultergelenke. Das Gesäß anspannen, der Körper bildet eine Linie.
2. Nun im Wechsel die Arme nach vorne ausstrecken. Dabei den Körper parallel über dem Boden halten.

Plank mit Beinheben

1. Einen Unterarmstütz mit gestreckten Beinen einnehmen. Die Ellbogen befinden sich unterhalb der Schultergelenke. Das Gesäß anspannen, der Körper bildet eine Linie.
2. Nun im Wechsel die Beine gestreckt etwas vom Boden abheben. Dabei den Körper stabil in der Ausgangsposition halten.

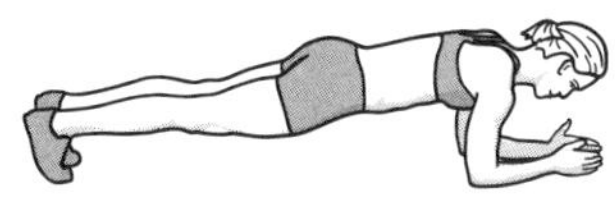

1

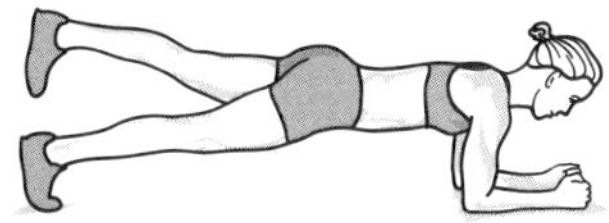

2

Plank umgekehrt

Einen umgekehrten Unterarmstütz mit gestreckten Beinen einnehmen. Die Ellbogen befinden sich unterhalb der Schultergelenke. Das Gesäß anspannen, den Körper in einer Linie halten und den Blick zur Decke richten.

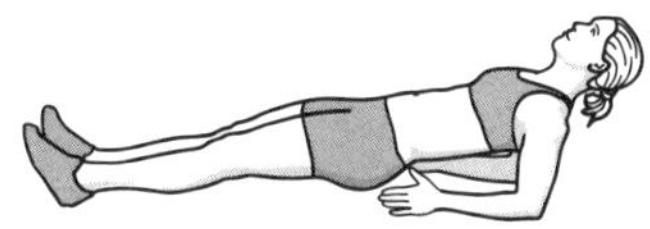

Plank-Variation

1. Einen Unterarmstütz mit gestreckten Beinen einnehmen, dann die Knie auf dem Boden absetzen. Die Ellbogen befinden sich unterhalb der Schultergelenke. Das Gesäß anspannen. Der Oberkörper befindet sich parallel über dem Boden.
2. Nun im Wechsel die Beine gestreckt vom Boden abheben. Dabei den Körper stabil in der Ausgangsposition halten.

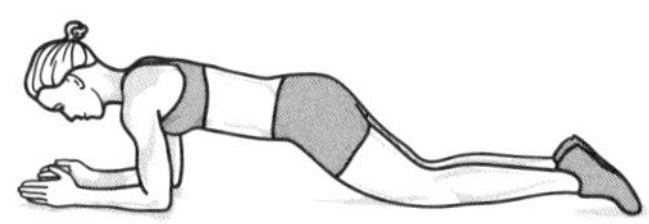

1

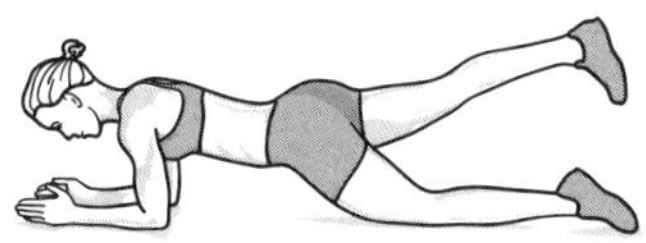

2

Rotation im Sitzen

1. Einen aufrechten Sitz mit hüftbreit geöffneten, gestreckten Beinen einnehmen. Die Arme seitlich parallel über dem Boden ausstrecken. Die Handflächen zeigen in Richtung Boden. Nun den Oberkörper mit dem Ausatmen zu einer Seite drehen. Zur Erleichterung die Knie etwas beugen.
2. Dann einatmen und mit dem nächsten Ausatmen zur anderen Seite drehen. Dabei den Rücken gerade halten.

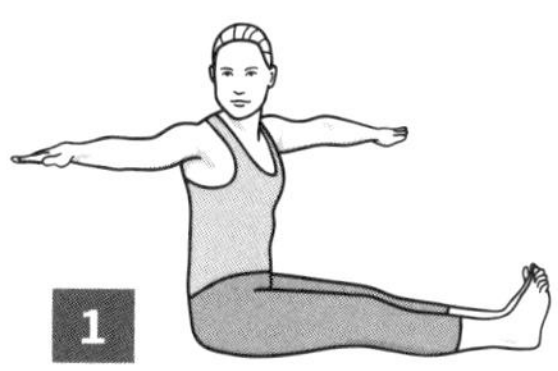

1

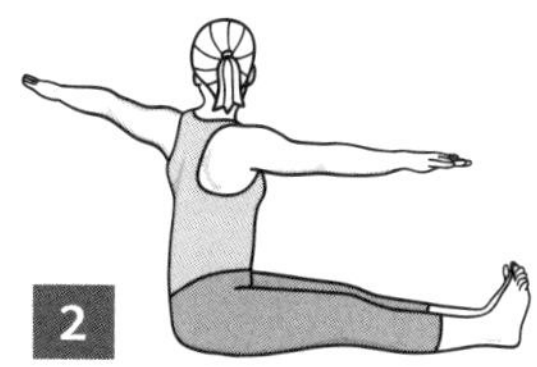

2

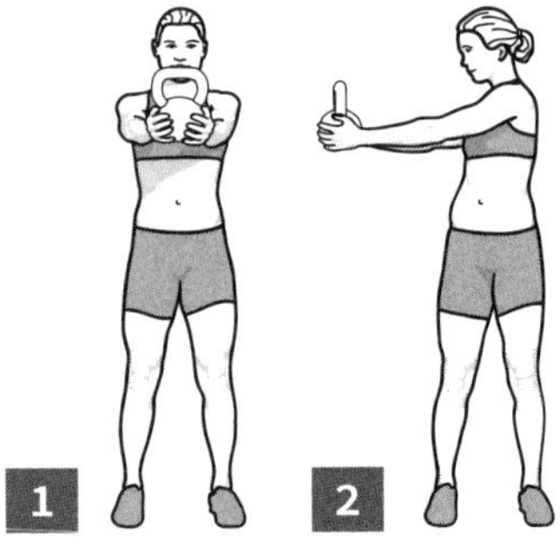

Rotation mit Gewicht

1. Einen hüftbreiten Stand mit leicht gebeugten Knien einnehmen. Mit beiden Händen und gestreckten Armen ein Gewicht vor dem Brustbein halten. Die Schultern tief halten.
2. Nun den Oberkörper drehen und das Gewicht im Wechsel zur rechten und linken Seite bewegen. Dabei das Becken stabil halten.

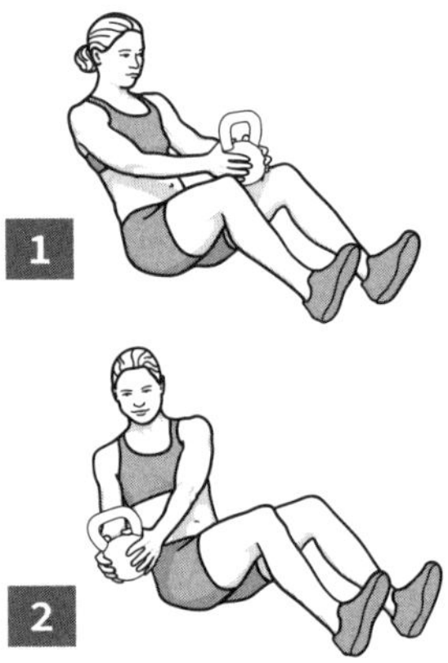

Rotation im Sitzen mit Gewicht

1. Einen aufrechten Sitz mit aufgestellten Beinen einnehmen. Das Gewicht mit gestreckten Armen in Brustbeinhöhe halten.
2. Nun mit dem Ausatmen das Gewicht im Wechsel nach rechts und links neben den Körper bewegen. Das Brustbein bleibt dabei angehoben.

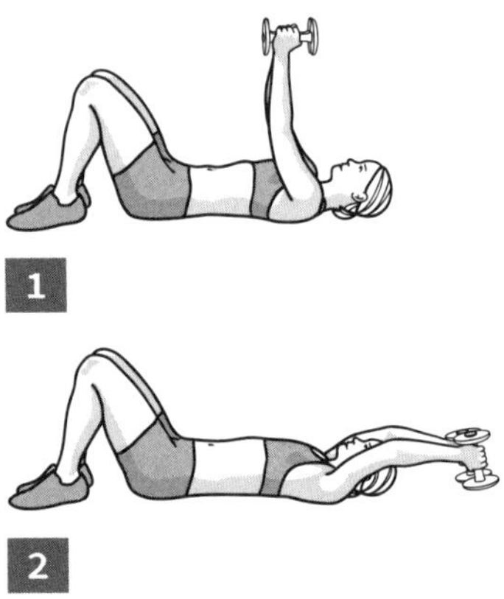

Rückenlage Arme nach hinten

1. Eine Rückenlage mit aufgestellten Beinen einnehmen. Das Gewicht in beiden Händen mit gestreckten Armen über dem Brustbein halten.
2. Nun mit dem Ausatmen die Arme gestreckt hinter den Kopf bewegen. Dabei den Rücken ruhig halten.

Rückenlage aufrichten mit Gewicht

1. Rückenlage einnehmen. Ein Bein aufstellen, in der gegenüberliegenden Hand mit gebeugtem Arm ein Gewicht halten. Der andere Arm liegt eng am Körper.
2. Nun das Gewicht in Richtung Decke bewegen und dabei den Oberkörper anheben. Den Unterarm am Boden abstützen. Den Blick während der Bewegung in Richtung Decke halten.

1
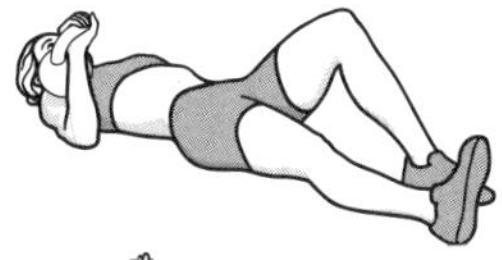

2
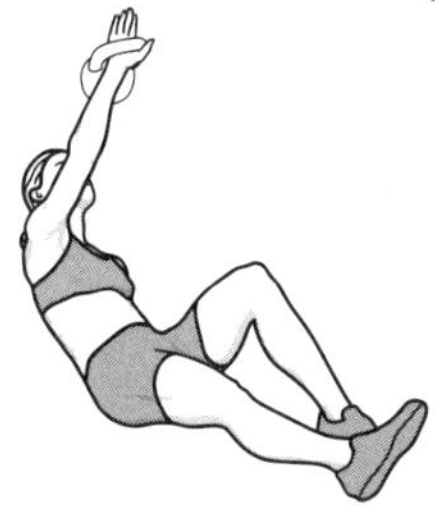

Schräge Bauchmuskulatur

1. Eine Rückenlage mit aufgestellten Beinen einnehmen. Beide Hände vor dem Brustbein kreuzen.
2. Nun den Oberkörper mit dem Ausatmen diagonal nach oben anheben, mit dem Einatmen wieder senken. Das Brustbein führt in Richtung Knie. Zwischen Kinn und Brustbein ungefähr eine Handbreit Platz halten.

1
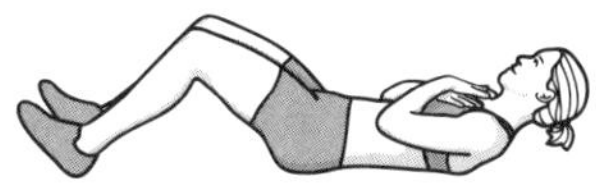

2
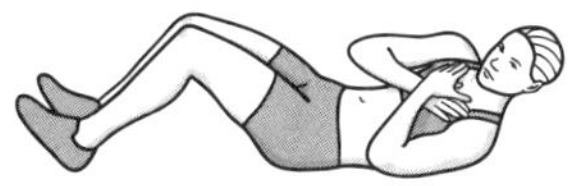

Seitstütz

1. Einen seitlichen Ellbogenstütz einnehmen. Der Ellbogen befindet sich dabei unter der Schulter. Oberschenkel und Oberkörper bilden eine Linie. Beide Unterschenkel nach hinten abwinkeln. Die obere Hand in der Hüfte einstützen.
2. Nun das Becken etwas heben und senken.

1
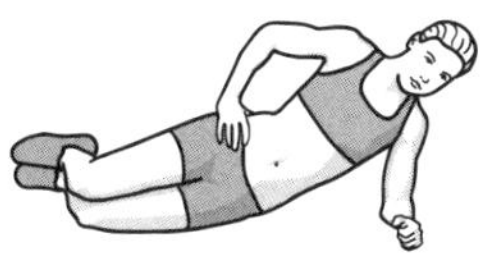

2
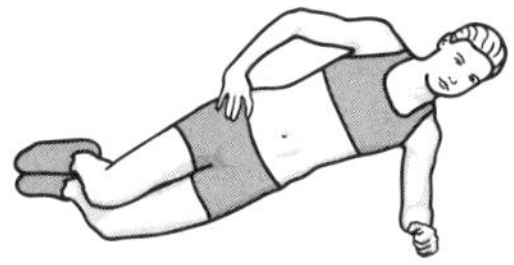

MOBILISATIONS-ÜBUNGEN
HERZ-KREISLAUF-TRAINING
KRÄFTIGUNG OBERKÖRPER UND BAUCH
KRÄFTIGUNG BEINE UND GESÄSS
DEHNÜBUNGEN
ENTSPANNUNG/WAHRNEHMUNG
KOORDINATIONS-ÜBUNGEN

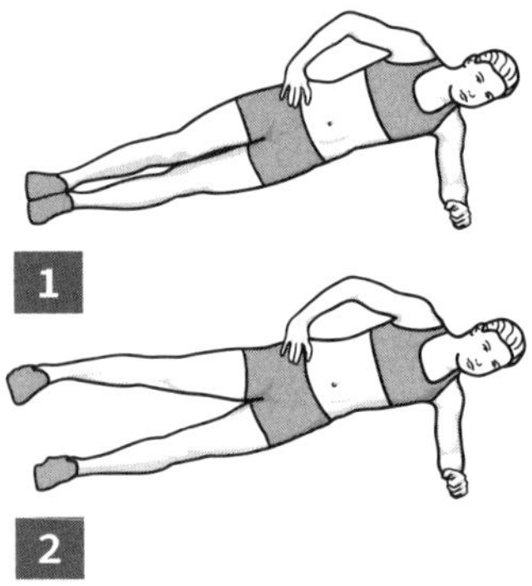

Seitstütz mit Beinheben

1. Einen seitlichen Unterarmstütz einnehmen. Den Ellbogen dabei unter dem Schultergelenk platzieren. Den anderen Arm in die Taille stützen. Beide Beine sind gestreckt, die Füße übereinandergesetzt. Der ganze Körper bildet eine Linie.
2. Nun das obere Bein gestreckt etwas anheben.

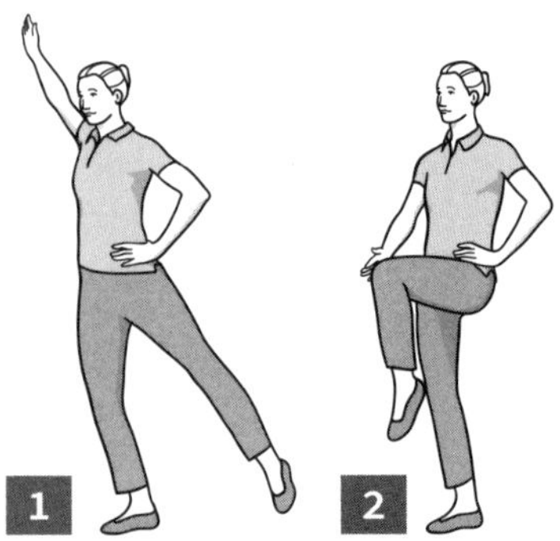

Schräge Bauchmuskulatur im Stehen

1. Einen aufrechten Stand einnehmen. Einen Arm diagonal nach oben ausstrecken. Das gegenüberliegende Bein zur Seite auftippen. Den anderen Arm in die Taille stützen.
2. Nun mit dem Ausatmen die gehobene Hand und das Knie zueinanderführen. Die Hand drückt von innen gegen das Knie. Einatmen und Arm und Bein wieder strecken.

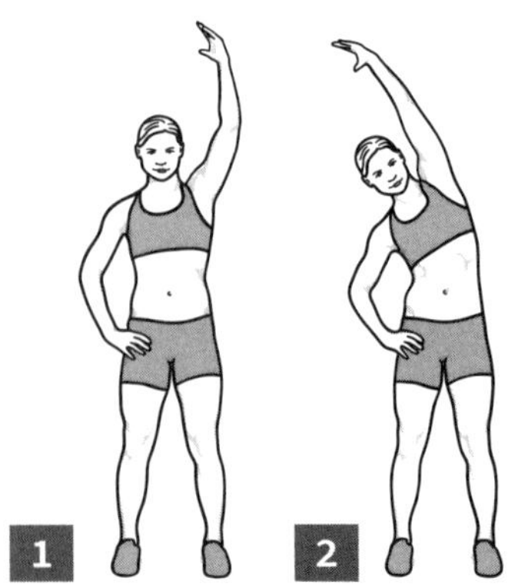

Seitneigung im Stehen

1. Einen aufrechten Stand einnehmen. Eine Hand in die Taille stützen, den anderen Arm in Richtung Decke strecken.
2. Nun einatmen und mit dem Ausatmen den Oberkörper im Wechsel zur rechten und linken Seite beugen. Den gestreckten Arm weit zur gegenüberliegenden Seite bewegen.

Swimming

1. Eine Bauchlage mit gestreckten Armen und Beinen einnehmen. Einen Arm und das gegenüberliegende Bein gestreckt anheben. Der Blick bleibt in Richtung Boden. Den Bauchnabel sanft nach innen oben ziehen.
2. Nun die eine Seite senken und den anderen Arm und das andere Bein heben. Diese Abfolge flüssig wiederholen.

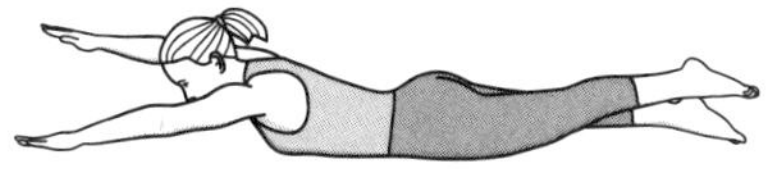

1

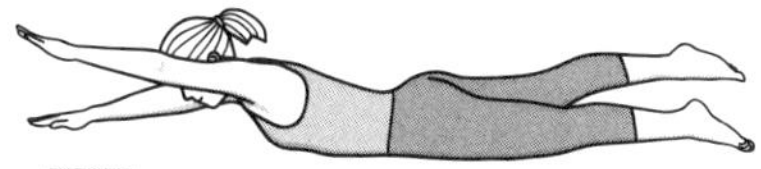

2

The Saw

1. Einen aufrechten Grätschsitz einnehmen. Die Arme zur Seite ausstrecken. Als Erleichterung die Beine gebeugt aufstellen.
2. Nun einatmen und mit dem Ausatmen den Rücken runden und einen Arm mit dem kleinen Finger in Richtung des kleinen Zehs vom gegenüberliegenden Fuß bewegen. Am Fuß vorbei »sägen«. Den anderen Arm mit dem kleinen Finger Richtung Decke zeigend nach hinten ausstrecken. Der Blick folgt dem hinteren Arm. Beim Einatmen wieder aufrichten und die Seite wechseln.

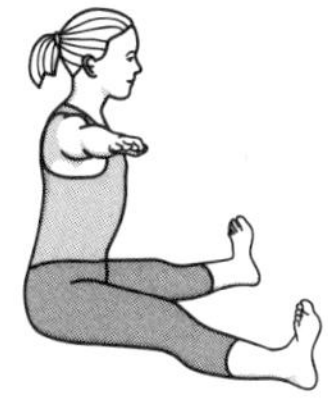

1

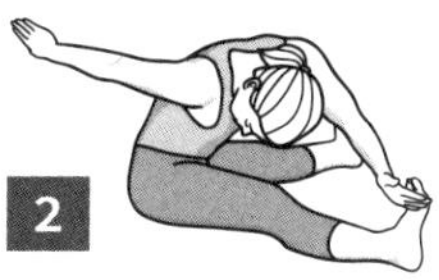

2

Unterer Bauch

1. Eine Rückenlage mit rechtwinklig angehobenen Beinen einnehmen. Die Arme liegen nahe am Körper.
2. Nun mit dem Ausatmen die Beine in Richtung Decke heben und senken. Das Gesäß leicht vom Boden lösen. Dabei nur mit dem Bauch arbeiten, ohne Schwung, die Arme bleiben entspannt. Die Beine im rechten Winkel behalten.

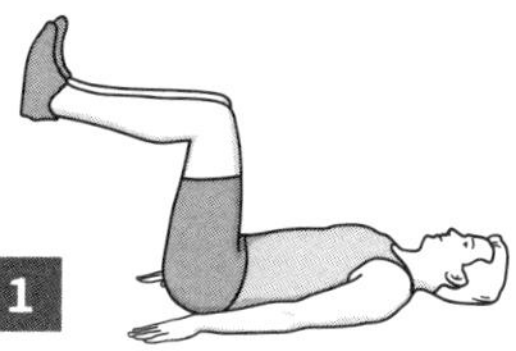

1

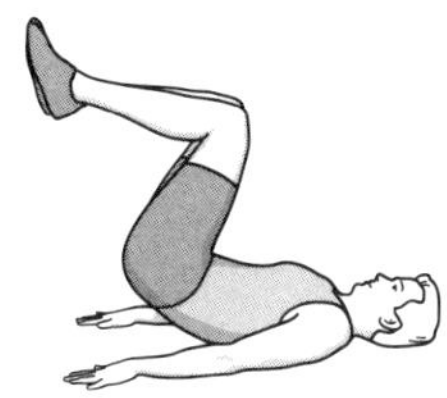

2

Übungen zur Kräftigung der Beine und des Gesäßes

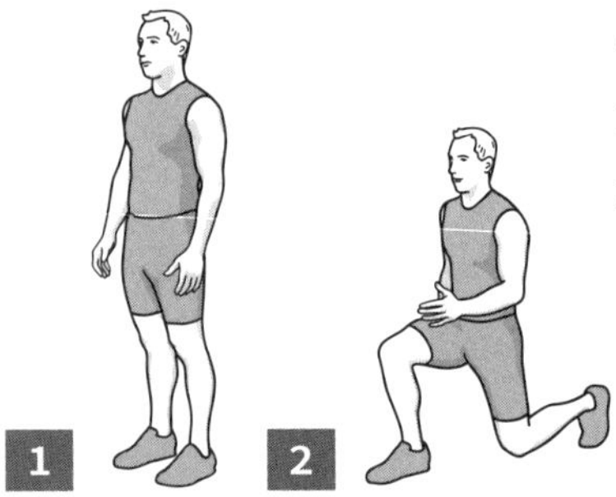

Ausfallschritt

1. Einen hüftbreiten, aufrechten Stand einnehmen.
2. Nun im fließenden Wechsel das rechte und linke Bein zurückstellen. Das Knie dabei in Richtung Boden absenken. Die Arme locker in der Bewegung mitnehmen. Das Knie des vorderen Beines befindet sich senkrecht über der Ferse.

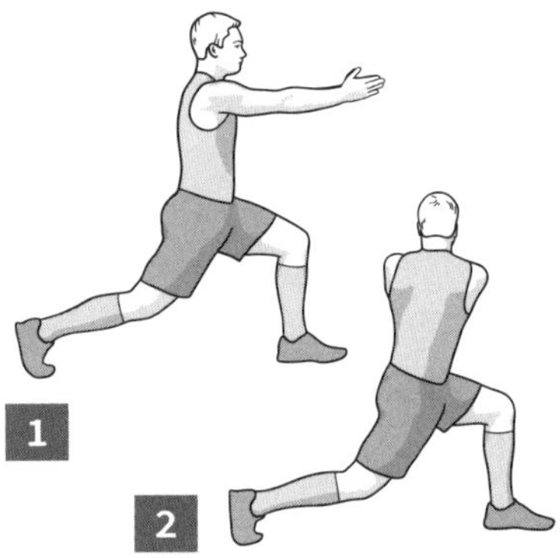

Ausfallschritt mit Rotation

1. Einen großen Ausfallschritt nach vorne ausführen. Beide Knie beugen. Das vordere Knie befindet sich über der Ferse. Die hintere Ferse löst sich vom Boden. Die Fußspitzen zeigen nach vorne. Die Arme nach vorne strecken und die Hände fassen. Die Daumen zeigen nach oben.
2. Nun den Oberkörper auf die Seite des vorderen Knies drehen. Anschließend zurück in den aufrechten Stand und mit dem anderen Bein starten und den Oberkörper zur anderen Seite drehen.

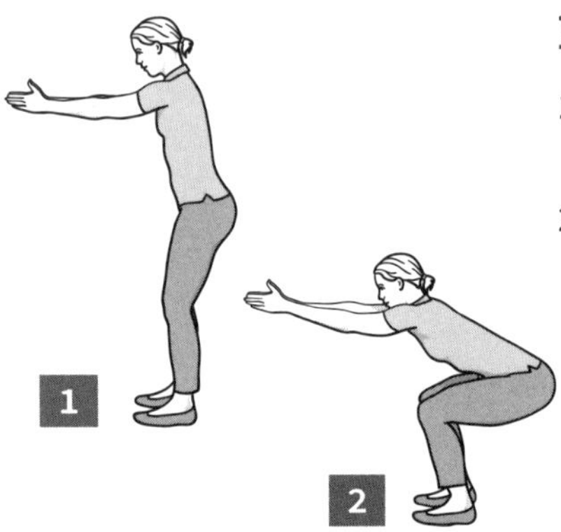

Kniebeuge

1. Einen etwas breiteren als hüftbreiten Stand einnehmen. Beide Arme nach vorne ausstrecken.
2. Knie und Hüften beugen und das Gesäß nach hinten unten absenken und wieder anheben. Die Füße sind dabei gleichmäßig belastet. Die Oberschenkel bleiben während der gesamten Bewegung parallel zueinander. Den Rücken gerade halten.

Brücke

1. Eine Rückenlage mit aufgestellten Beinen einnehmen. Die Arme zur Seite ablegen. Wenn nötig, ein Kissen unter den Kopf legen.
2. Nun das Becken heben und senken. Das Becken immer etwas aus der Schwebe wieder abheben.

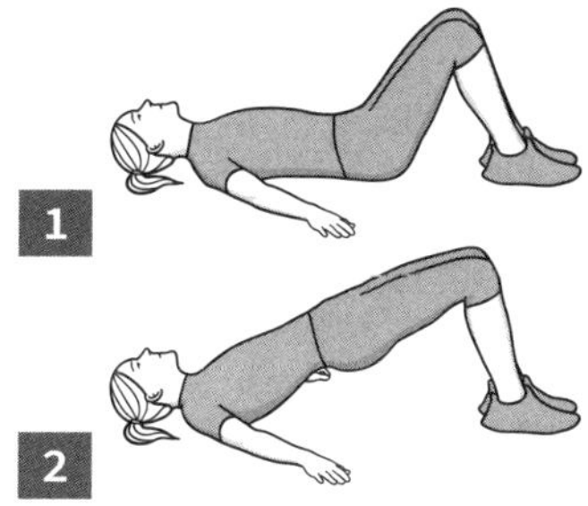

Kniebeuge mit Absprung

1. Einen aufrechten Stand einnehmen. Die Hände in die Taille stützen. Nun in die Kniebeuge gehen, dazu beide Beine beugen und das Gesäß nach hinten unten absenken.
2. Aus der Kniebeuge dann beide Beine dynamisch strecken und mit beiden Füßen vom Boden abspringen. Anschließend sanft landen.

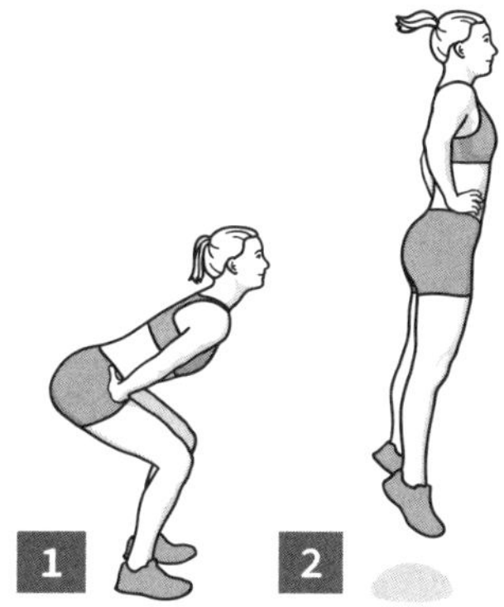

Beinschwingen in Seitenlage

1. Eine Seitenlage mit nach vorne angewinkelten Beinen einnehmen. Den Kopf auf den Oberarm ablegen.
2. Nun das obere Bein angewinkelt nach hinten und vorne bewegen. Dabei beim Nach-hinten-Schieben mit der Ferse schieben, beim Nach-vorne-Ziehen die Fußspitze wieder strecken. Das Becken währenddessen stabil halten.

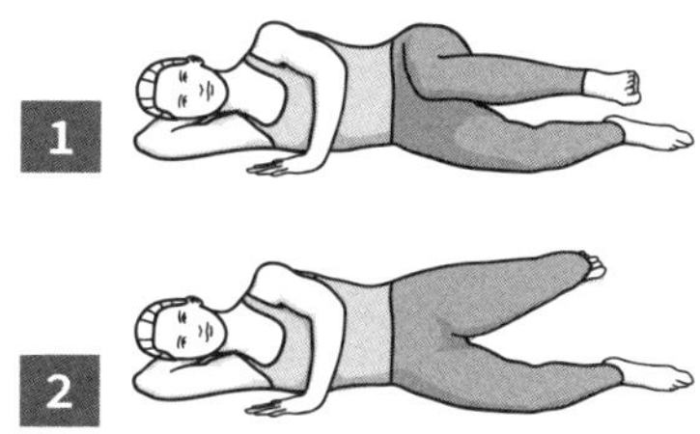

Muschel im Seitstütz

1. Einen seitlichen Ellbogenstütz einnehmen. Der Ellbogen befindet sich dabei unter der Schulter. Oberschenkel und Oberkörper bilden eine Linie. Die Unterschenkel nach hinten abwinkeln. Das Becken heben.
2. Nun das obere Knie heben und senken. Die Füße bleiben während der Bewegung zusammen.

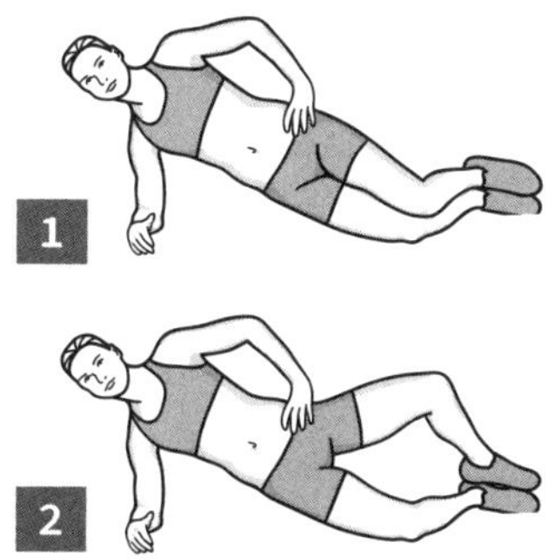

Dehnübungen

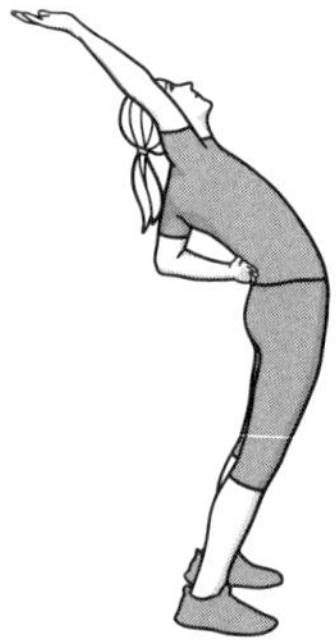

Bauchstretch

Einen aufrechten, hüftbreiten Stand einnehmen. Nun einen Arm nach oben ausstrecken. Den anderen Arm in den unteren Rücken stützen. Die Beine strecken. Dabei den Oberkörper zurückneigen. Den Blick nach oben richten.

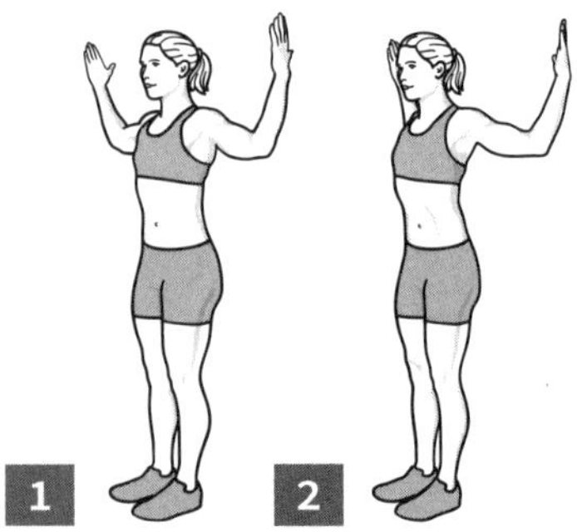

Brustöffner

1. Einen aufrechten, hüftbreiten Stand einnehmen. Beide Arme im rechten Winkel zur Seite anheben.
2. Nun die Ellbogen etwas nach hinten bewegen, dabei aufrecht stehen bleiben.

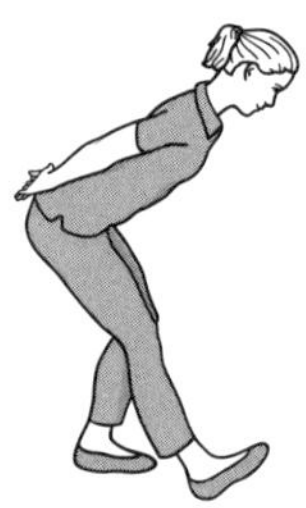

Dehnung Beinrückseite

Einen hüftbreiten Stand einnehmen. Den Rücken gerade etwas nach vorne beugen. Mit beiden Händen auf einem Bein abstützen oder die Hände hinter dem Rücken zusammenführen. Nun das andere Bein mit der Ferse nach vorne stellen. Das Knie strecken, die Fußspitze in Richtung Schienbein anheben.

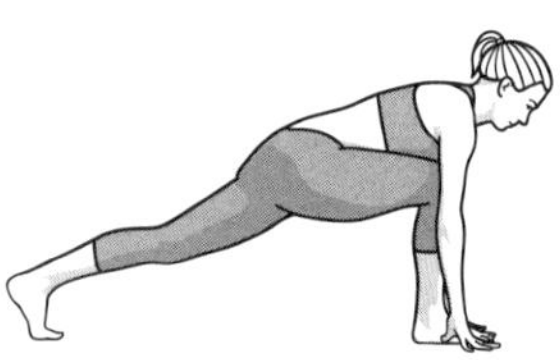

Dehnung Hüftbeuger

Einen Ausfallschritt mit Knie am Boden einnehmen. Das vordere Knie befindet sich über der Ferse. Beide Hände neben dem vorderen Fuß abstützen. Nun das hintere Bein strecken. Diese Position halten.

Dehnung Oberschenkelvorderseite

1. Einen hüftbreiten, aufrechten Stand einnehmen.
2. Nun ein Fußgelenk mit einer Hand fassen und nach hinten oben in Richtung Gesäß ziehen. Beide Knie bleiben auf einer Höhe. Das Gesäß anspannen und den Fuß in die Hand drücken.

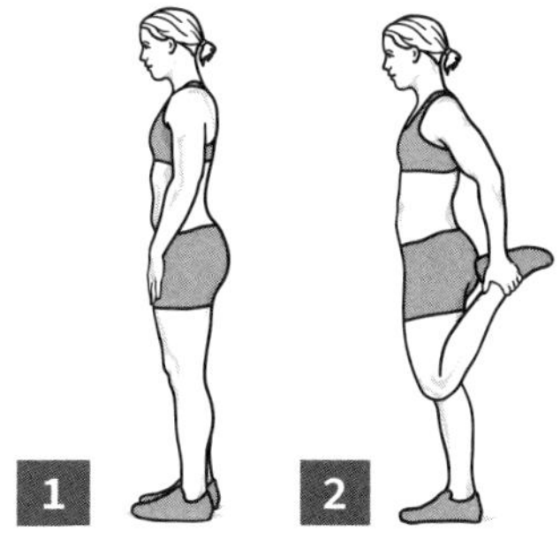

Dehnung Oberschenkelrückseite

Einen Kniestand einnehmen. Ein Bein nach vorne ausstrecken. Die Fußspitze anziehen. Nun den Oberkörper möglichst gerade nach vorne beugen und mit beiden Händen neben dem gestreckten Bein abstützen.

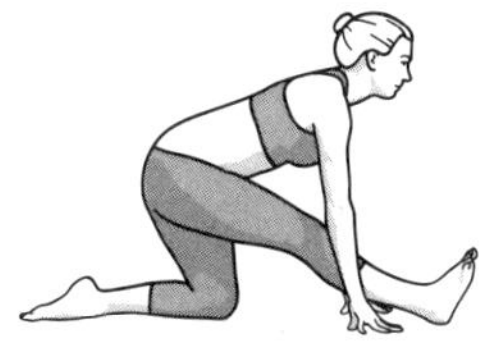

Frosch

1. Eine Rückenlage mit aufgestellten Beinen einnehmen. Die Hände auf den Unterbauch legen.
2. Nun die Fußsohlen aneinanderlegen und die Knie zu den Seiten öffnen.

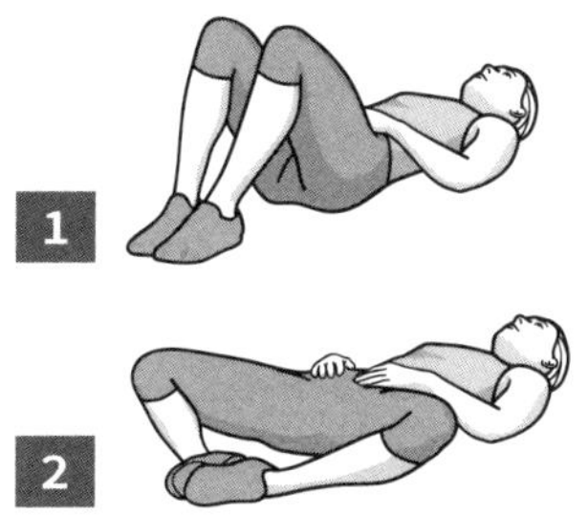

Herabschauender Hund

Eine Bankstellung einnehmen. Die Hände eine Handlänge vor den Schultergelenken platzieren, die Knie unter den Hüftgelenken. Nun das Steißbein in Richtung Decke anheben, die Fersen in Richtung Boden schieben. Das Brustbein in Richtung Oberschenkel bewegen. Der Blick zeigt nach unten. Als Erleichterung die Knie etwas beugen.

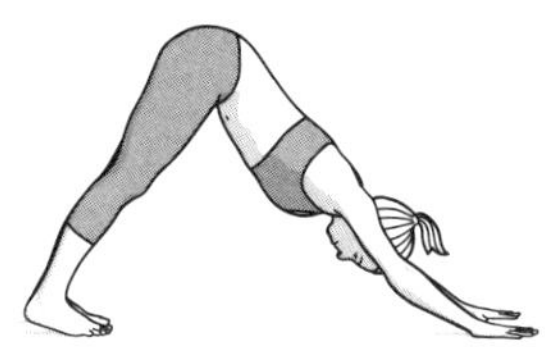

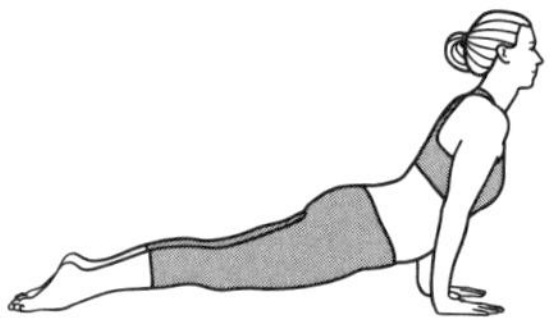

Kobra

Eine Bauchlage einnehmen. Beide Hände neben den Schultern abstützen. Nun das Brustbein heben und den Oberkörper nach oben drücken, bis die Arme gestreckt sind. Die Bauchspannung halten. Den Blick nach vorne richten. Als Erleichterung gegebenenfalls mit den Unterarmen abstützen.

---

1 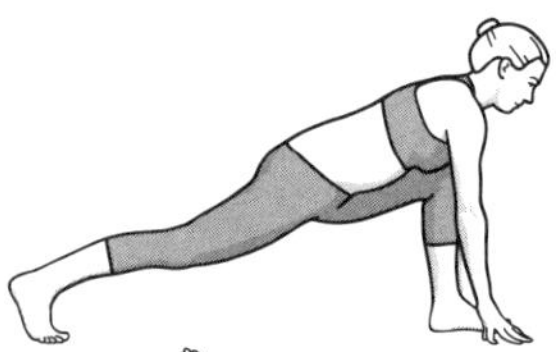

2 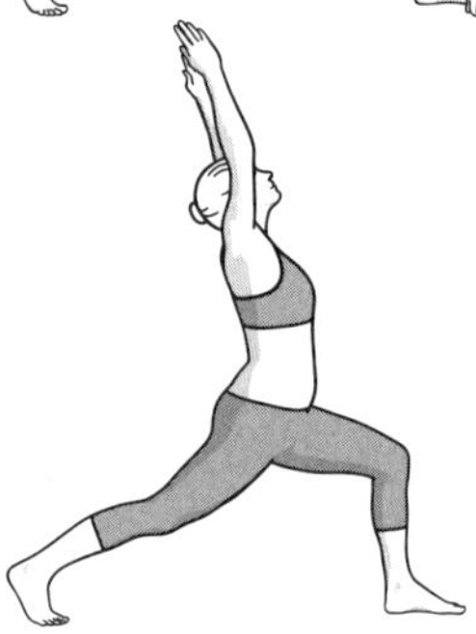

Krieger

1. Einen Ausfallschritt am Boden einnehmen. Das vordere Knie befindet sich über der Ferse. Beide Hände innen neben dem vorderen Fuß abstützen.
2. Nun den Oberkörper aufrichten und beide Arme neben den Ohren in Richtung Decke strecken. Dabei bleibt das vordere Knie gebeugt, das hintere Knie gestreckt. Das Brustbein nach oben anheben und den Blick nach oben richten.

---

1 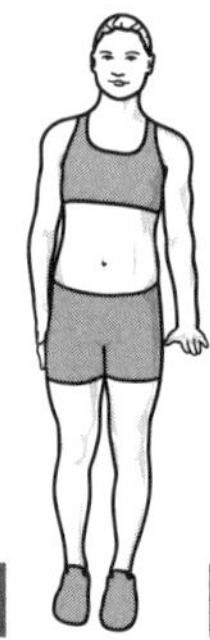

2 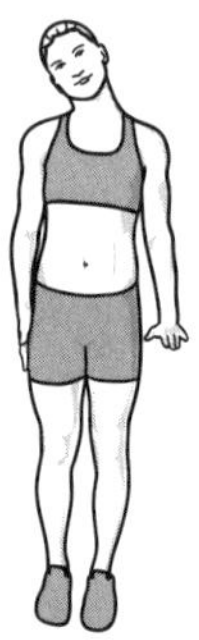

Nackendehnung im Stehen

1. Einen hüftbreiten, aufrechten Stand einnehmen. Eine Schulter sanft in Richtung Boden ziehen.
2. Nun den Kopf zur anderen Seite neigen und die Position halten.

Krokodil

1. Eine Rückenlage einnehmen. Das rechte Bein aufstellen. Den rechten Arm weit zur Seite, den linken nahe am Körper ablegen.
2. Nun das rechte Knie so weit wie möglich zur linken Seite drehen, den Kopf dabei zur rechten Seite bewegen. Die linke Hand stützt das Bein von unten ab.

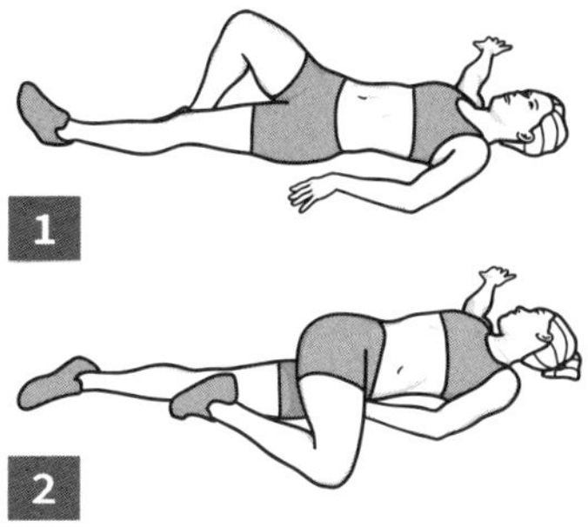

Drehsitz

1. Einen aufrechten Sitz mit gestreckten Beinen einnehmen. Ein Bein beugen, den Fuß nahe an den Körper heran stellen.
2. Nun das Knie des angezogenen Beins mit dem gegenüberliegenden Arm umarmen und den Oberkörper nach hinten aufdrehen. Die hintere Hand stützt sich am Boden ab, der Blick zeigt nach hinten. Den Rücken dabei möglichst aufgerichtet halten.

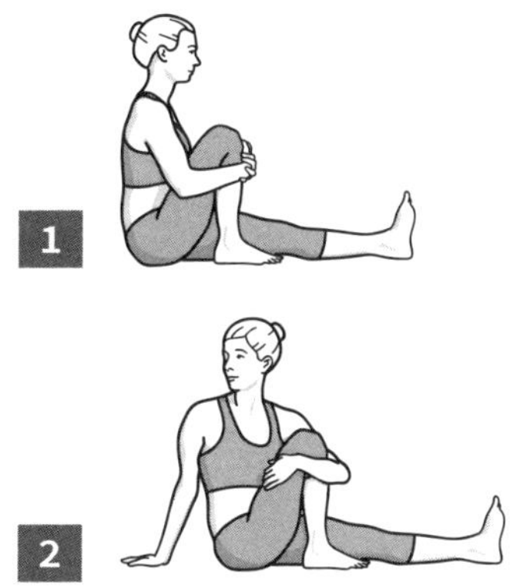

Seitstretch im Stehen

1. Einen aufrechten Stand einnehmen. Die Knie sind leicht gebeugt. Die Arme über den Kopf heben.
2. Beim Einatmen mit einer Hand das Handgelenk des anderen Armes fassen. Nun mit dem Ausatmen den Arm zur anderen Seite ziehen. Dabei den Rumpf zur Seite aufdehnen.

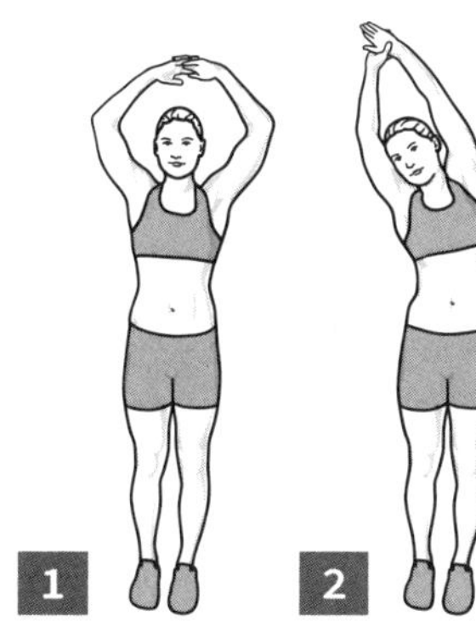

Taube

Eine Bauchlage einnehmen. Nun ein Bein nach vorne anwinkeln und den Rumpf auf dem Bein ablegen. Je geöffneter der Kniewinkel ist, desto schwieriger wird die Übung. Den Kopf wenn möglich auf die Unterarme ablegen. Als Erleichterung mit den Händen abstützen. Die Beckenknochen befinden sich parallel über dem Boden.

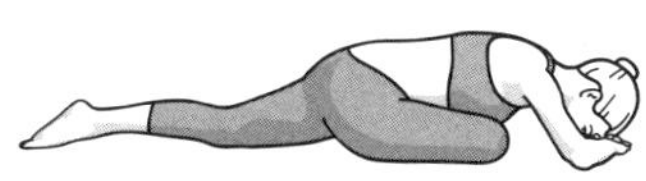

Übungen zur Entspannung und Wahrnehmung

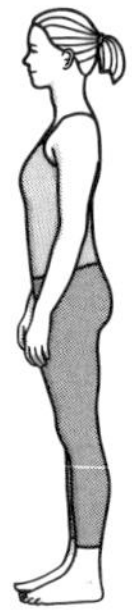

Aufrechte Haltung

Einen hüftbreiten, aufrechten Stand einnehmen. Die Arme locker neben dem Körper hängen lassen. Die Großzehenballen, die Außenkanten der Füße und die Fersen bewusst belasten. Die Knie sind leicht gebeugt, das Brustbein angehoben, die Schultern sanft nach hinten und unten gezogen, der Blick geht in Richtung Horizont beziehungsweise leicht abfallend nach vorne.

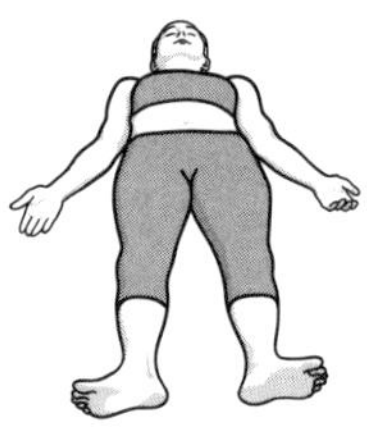

Entspannung in Rückenlage

Eine Rückenlage einnehmen. Die Arme liegen neben dem Körper mit den Handflächen in Richtung Decke zeigend. Wenn nötig, ein Kissen unter die Knie legen, das entlastet den Rücken.

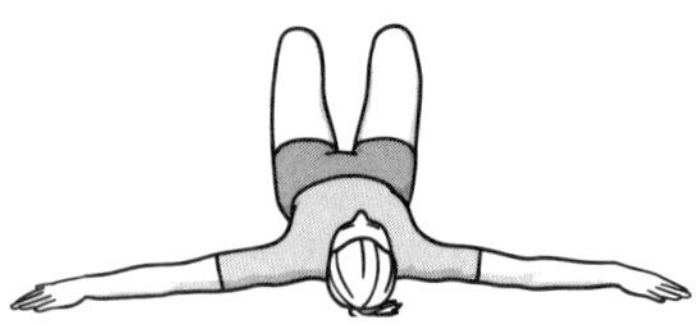

1

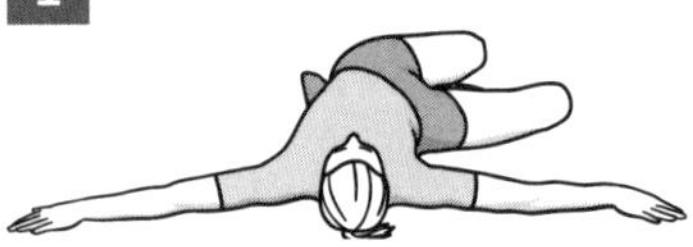

2

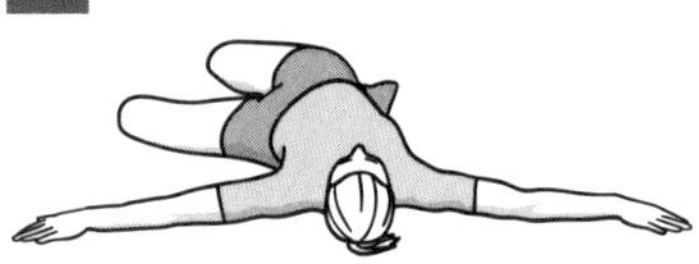

3

Entspannung rechts/links

1. Eine Rückenlage mit hüftbreit aufgestellten Beinen einnehmen. Beide Arme auf Schulterhöhe gestreckt zur Seite ablegen.
2. Nun die Knie nach rechts absenken. Diese Position halten.
3. Dann die Seite wechseln und die Knie nach links absenken. Diese Position ebenfalls halten.

Koordinationsübungen

Zehenstand

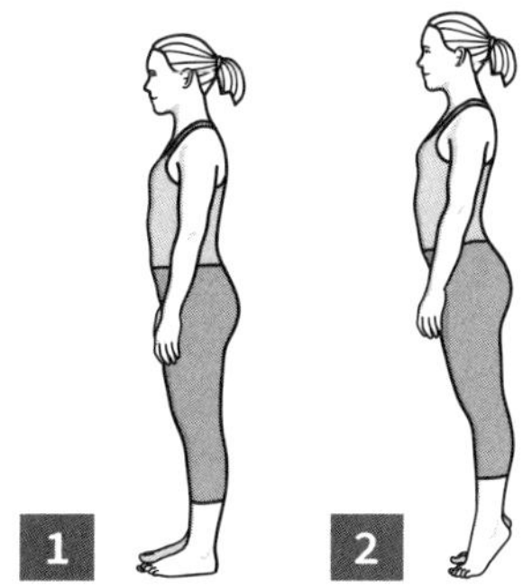

1. Einen aufrechten, hüftbreiten Stand einnehmen. Die Arme neben dem Körper hängen lassen.
2. Nun die Knie strecken und die Fersen vom Boden abheben. Dabei die Fersen zueinanderschieben.

Zentrierung

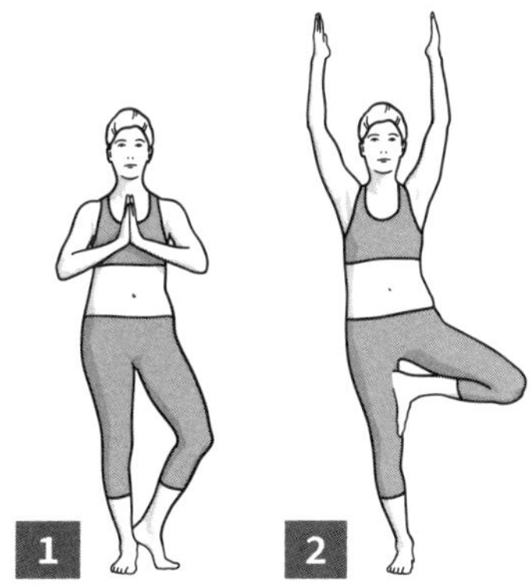

1. Auf ein Bein stellen. Das andere Bein in der Außenrotation mit der Ferse an das Standbein anlehnen. Beide Hände vor dem Brustbein schließen.
2. Nun wenn möglich das freie Bein mit dem Fuß am Oberschenkel anlehnen. Das Knie nach außen drücken. Das Becken bleibt dabei parallel zum Boden. Die Arme neben den Ohren in Richtung Decke strecken. Die Schultern tief halten.

Einbeinstand

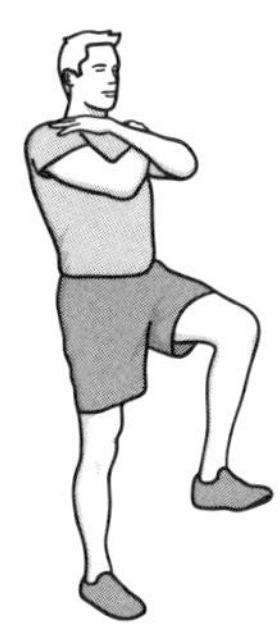

Einen aufrechten Stand einnehmen. Beide Arme vor dem Brustbein überkreuzen. Nun ein Bein anheben. Den Oberkörper aufrecht halten.

Workoutregister

Übungsregister